现代临床药物学应用

巩 萍 ◎著

吉林科学技术出版社

图书在版编目（CIP）数据

现代临床药物学应用/ 巩萍著. -- 长春 :吉林科
学技术出版社, 2019.10
ISBN 978-7-5578-6226-8

Ⅰ.①现… Ⅱ.①巩… Ⅲ.①临床药学 Ⅳ.①R97

中国版本图书馆CIP数据核字(2019)第225050号

现代临床药物学应用
XIANDAI LINCHUANG YAOWUXUE YINGYONG

出 版 人　李　梁
责任编辑　李　征　李红梅
书籍装帧　山东道克图文快印有限公司
封面设计　山东道克图文快印有限公司
开　　本　787mm×1092mm　1/16
字　　数　207千字
印　　张　12
印　　数　3000册
版　　次　2019年10月第1版
印　　次　2019年10月第1次印刷

出　　版　吉林科学技术出版社
发　　行　吉林科学技术出版社
地　　址　长春市福祉大路5788号出版集团A座
邮　　编　130000
发行部电话/传真　0431-81629529　81629530　81629531
　　　　　　　　　　81629532　81629533　81629534
储运部电话　0431-86059116
编辑部电话　0431-81629508
网　　址　http://www.jlstp.net
印　　刷　山东道克图文快印有限公司

书　　号　ISBN 978-7-5578-6226-8
定　　价　98.00元

前　言

药物是临床医学中最基本、最有效和最广泛治疗疾病的重要手段。在临床医学实践中，我国药品创新药表现优异。在工作实践中，医学工作者不断提供更有效的药物和提高药物质量，保证用药安全，使人类能更好地同病害作斗争。由于药物本身亦会造成机体损伤，用药治病犹如以水载舟，临床上用药除可获得有益的治疗效果外，亦可产生不良反应，以及各种附加损害等问题。

全书共六章，包括在呼吸系统疾病、消化系统疾病、神经系统疾病、内分泌系统疾病、肾脏疾病、皮肤疾病等内容，针对临床药物治疗的特点和问题，以推动临床规范用药和合理用药，尽量减少药物不良反应。本书内容实用性强，能指导医疗、药学等方向的实际工作，适合广大医药人员学习、参考。

因编者学识有限，学术观点又在不断发展，书中恐有不妥之处，望专家和广大读者赐教指正。

编　者

目 录

第一章　药物在呼吸系统疾病中的应用

第一节　肺血栓栓塞症

一、概述

肺栓塞(PE)是以各种栓子阻塞肺动脉系统为其发病原因的一组疾病或临床综合征的总称,包括肺血栓栓塞症(PTE)、脂肪栓塞综合征、羊水栓塞,空气栓塞等。PTE 为来自静脉系统或右心的血栓阻塞肺动脉或其分支所致疾病,以肺循环和呼吸功能障碍为其主要临床和病理生理特征。PTE 为 PE 的最常见类型,占 PE 中的绝大多数,通常所称 PE 即指 PTE。肺动脉发生栓塞后,若其支配区的肺组织因血流受阻或中断而发生坏死,称为肺梗死(PI)。引起 PTE 的血栓主要来源于深静脉血栓形成(DVT)。PTE 常为 DVT 的并发症。PTE 与 DVT 共属于静脉血栓栓塞症(VTE),为 VTE 的两种类别。

二、治疗

(一)康复措施

具体康复措施包括对肺栓塞患者进行症状限制运动试验,运动方式为踏车,运动前需对其做一个全面评估,包括 PE 部位、血栓栓塞肺动脉范围、平时运动量、心肺系统功能、有无运动禁忌证等,并给予运动指导,休息 3 分钟后,无负荷(OW)踏车热身 3 分钟,每 2 分钟增加 25W 的运动强度,踏车转速可保持在 $50\sim80r/min$,直到患者出现呼吸困难、疲劳症状后停止运动,运动时应预先准备好心肺复苏等急救设备。

(二)一般治疗

对高度疑诊或确诊 PTE 的患者,应进行严密监护,监测呼吸、心率、血压、静脉压、心电图及血气的变化,对大面积 PTE 可收入 ICU;为防止栓子再次脱落,要求绝对卧床,保持大便通畅,避免用力;对于有焦虑和惊恐症状的患者应予安慰并可适当使用镇静剂;胸痛者可予止痛剂;对于发热、咳嗽等症状可给予相应的对症治疗。

对有低氧血症的患者,采用经鼻导管或面罩吸氧。当合并严重的呼吸衰竭时,可使用经鼻(面)罩无创性机械通气或经气管插管行机械通气。应避免做气管切开,以免在抗凝或溶栓过程中局部大量出血。应用机械通气中需注意尽量减少正压通气对循环的不利影响。对于出现右心功能不全,心排血量下降,但血压尚正常的病例,可予具有一定肺血管扩张作用和正性肌力作用得多巴酚丁胺和多巴胺;若出现血压下降,可增大剂量或使用其他血管加压药物,如间羟胺、肾上腺素等。对于液体负荷疗法需持审慎态度,因过大的液体负荷可能会加重右室扩张并进而影响心排出量,一般所予负荷量限于 500ml 之内。

（三）外科治疗

肺动脉血栓摘除术：适用于经积极的保守治疗无效的紧急情况，要求医疗单位有施行手术的条件与经验。患者应符合以下标准：大面积 PTE，肺动脉主干或主要分支次全堵塞，不合并固定性肺动脉高压者（尽可能通过血管造影确诊）；有溶栓禁忌证者；经溶栓和其他积极的内科治疗无效者。

肺血栓内膜摘除术（PTE）：是对肺高血压为数不多的有效外科疗法之一。一般 PTE 的适应证是：PAm 在 30mmHg 以上，或肺血管抵抗（PVR）在 300dyn sec/cm-5 以上的肺高压病者；呼吸困难等临床症状严重引起日常生活障碍（Hugh-Jones 功能分类Ⅲ级以上，NYHA 心功能分类Ⅲ级以上）；手术可能实施部位上存在血栓（至少肺叶动脉附着血栓，或内膜肥厚）；其他重要脏器未见障碍；患者及家属极力希望手术。对于轻度呼吸困难的病例（H2J 分类Ⅱ度以下，NYHA 分类Ⅱ级以下），则不必积极劝其作 PTE，先行抗凝疗法和在家氧疗法等内科保守疗法，进行观察。如临床症状加重，日常生活受限的病例，需要行 PTE。PTE 术式分为两种：一是仅行一侧肺血栓内膜剥离的开胸法，二是同时行两侧肺动脉血栓内膜剥离的正中胸部切开法。CTEPH 是可见两侧肺动脉附着血栓的两侧疾病，正中切开法为标准的术式，但对血栓偏重一侧的病例，开胸法也有效。

经静脉导管碎解和抽吸血栓：用导管碎解和抽吸肺动脉内巨大血栓或行球囊血管成型，同时还可进行局部小剂量溶栓。适应证：肺动脉主干或主要分支大面积 PTE 并存在以下情况者：溶栓和抗凝治疗禁忌；经溶栓或积极的内科治疗无效；缺乏手术条件。

静脉滤器：为防止下肢深静脉大块血栓再次脱落阻塞肺动脉，可于下腔静脉安装滤器。适用于：下肢近端静脉血栓，而抗凝治疗禁忌或有出血并发症；经充分抗凝而仍反复发生 PTE；伴血流动力学变化的大面积 PTE；近端大块血栓溶栓治疗前；伴有肺动脉高压的慢性反复性 PTE；行肺动脉血栓切除术或肺动脉血栓内膜剥脱术的病例。对于上肢 DVT 病例还可应用上腔静脉滤器。置入滤器后，如无禁忌证，宜长期口服华法林抗凝；定期复查有无滤器上血栓形成。

安装静脉滤器的害处主要集中在滤器的移位造成相应器官的阻塞以及局部血管的穿破。另外，若没有足够的抗凝治疗，在滤器附近仍会有血栓形成。

（四）活动

肺栓塞关键在于预防，在患者做完下肢手术后要争取尽早下床活动，平时要尽量抬高患肢，在手术恢复期间一定要穿弹力袜，这些都能非常好地预防肺栓塞的发生。肺栓塞患者应在医护人员指导下进行 3～6 个月有氧运动能提高患者 11％～36％摄氧高峰值，减慢亚级量运动时心率，降低收缩压，从而降低心肌氧耗，提高患者在日常生活中的运动耐受量，提高老年人独立生活能力。故无论是从个人还是社会角度出发，PE 患者运动康复治疗都有很大价值。

（五）饮食

提供低脂肪、清淡、易消化饮食，预防便秘是防止肺栓塞的重要措施。其他预防措施包括药物和器械两类。主要药物是低分子肝素、普通肝素和华法林。器械方法包括间歇充气压力泵（IPC）和梯度压力弹力袜（GCS），两者可联合应用。患者出院后必须定期随访，在监测血液的情况下服用一段时间的华法林,以防血栓栓塞的复发。二级预防的时间应根据患者的危险分层,如果 VTE 的发生具有明确诱因,如外伤和手术后发生的 DVT,华法林抗凝 4～6 周就可以了。如果存在其他危险因素,如严重疾病未愈、仍在卧床、患糖尿病等,需要抗凝 6 个月。反复发生 VTE、患易栓症或者不明原因的 VTE、恶性肿瘤伴 VTE 应该长期或者终身抗凝。

三、药物治疗

(一)药物治疗原则

1.溶栓治疗

原则溶栓治疗可迅速溶解部分或全部血栓,恢复肺组织再灌注,减小肺动脉阻力,降低肺动脉压,改善右室功能,减少严重 PTE 患者的病死率和复发率。溶栓治疗主要适用于大面积 PTE 病例,即出现因栓塞所致休克和(或)低血压的病例;对于次大面积 PTE,即血压正常但超声心动图显示右室运动功能减退或临床上出现右心功能不全表现的病例,若无禁忌证可以进行溶栓;对于血压和右室运动均正常的病例不推荐进行溶栓。溶栓治疗宜高度个体化。溶栓的时间窗一般定为 14 日以内,但鉴于可能存在血栓的动态形成过程,对溶栓的时间窗不做严格规定。溶栓应尽可能在 PTE 确诊的前提下慎重进行。对有溶栓指征的病例宜尽早开始溶栓。溶栓治疗的主要并发症为出血。用药前应充分评估出血的危险性,必要时应配血,做好输血准备。溶栓前宜留置外周静脉套管针,以方便溶栓中取血监测,避免反复穿刺血管。

溶栓治疗的绝对禁忌证有:活动性内出血;近期自发性颅内出血。相对禁忌证有:2 周内的大手术、分娩、器官活检或不能以压迫止血部位的血管穿刺;2 个月内的缺血性脑卒中;10 日内的胃肠道出血;15 日内的严重创伤;1 个月内的神经外科或眼科手术;难于控制的重度高血压(收缩压>180mmHg,舒张压>110mmHg);近期曾行心肺复苏;血小板计数低于 $100×10^9$/L;妊娠;细菌性心内膜炎;严重肝肾功能不全;糖尿病出血性视网膜病变;出血性疾病等。对于大面积 PTE,因其对生命的威胁极大,上述绝对禁忌证亦应被视为相对禁忌证。

使用尿激酶(UK)、链激酶(SK)溶栓期间勿同用肝素。对以重组组织型纤溶酶原激活剂(rtPA)溶栓时是否需停用肝素无特殊要求。溶栓治疗结束后,应每 2～4 小时测定 1 次凝血酶原时间(PT)或活化部分凝血激酶时间(APTT),当其水平低于正常值的 2 倍,即应重新开始规范的肝素治疗。溶栓后应注意对临床及相关辅助检查情况进行动态观察,评估溶栓疗效。

常用的溶栓药物有尿激酶、链激酶和重组组织型纤溶酶原激活剂。三者溶栓效果相仿,临床上可根据条件选用。rtPA 可能对血栓有较快的溶解作用。

2.抗凝治疗原则

目前临床上应用的抗凝药物主要有普通肝素(以下简称肝素)、低分子肝素和华法林。一般认为,抗血小板药物的抗凝作用尚不能满足 PTE 或 DVT 的抗凝要求。

临床疑诊 PTE 时,即可安排使用肝素或低分子肝素进行有效的抗凝治疗。应用肝素/低分子肝素前应测定基础 APTT、PT 及血常规(含血小板计数,血红蛋白);注意是否存在抗凝的禁忌证,如活动性出血、凝血功能障碍、血小板减少,未予控制的严重高血压等。对于确诊的 PTE 病例,大部分禁忌证属相对禁忌证。

肝素治疗前常用的监测指标是 APTT。APTT 为一种普通凝血状况的检查,并不是总能可靠地反映血浆肝素水平或抗栓活性。对这一情况需加注意。若有条件测定血浆肝素水平，使之维持在 0.2～0.4U/ml（鱼精蛋白硫酸盐测定法）或 0.3～0.6U/ml（酰胺分解测定法），可能为一种更好的调整肝素治疗的方法。各单位实验室亦可预先测定在本实验室中与血浆肝素的上述治疗水平相对应的 APTT 值，作为调整肝素剂量的依据。

不同厂家制剂需参照其产品使用说明。由于不需要监测和出血的发生率较低，低分子肝素尚可用于在院外治疗 PTE 和 DVT。低分子肝素与普通肝素的抗凝作用相仿，但低分子肝素引起出血和 HIT 的发生率低。除无须常规监测 APTT 外，在应用低分子肝素的前 5～7 日内亦无须监测血小板数量。当疗程长于 7 日时，需开始每隔 2～3 日检查血小板计数。低分子肝素由肾脏清除，对于肾功能不全，特别是肌酐清除率低于 30ml/min 的病例须慎用。若应用需减量并监测血浆抗 Xa 因子活性。肝素或低分子肝素须至少应用 5 日，直到临床情况平稳。对大面积 PTE 或髂股静脉血栓，肝素约需用至 10 日或更长。

不同低分子肝素的剂量不同，详见下文，每日 1～2 次，皮下注射。根据体重给药（抗 Xa 因子，IU/kg 或 mg/kg）。对于大多数病例，按体重给药是有效的，不需监测 APTT 和调整剂量，但对过度肥胖者或孕妇宜监测血浆抗 Xa 因子活性并据以调整剂量。

华法林可以在肝素/低分子肝素开始应用后的第 1～3 日加用口服抗凝剂华法林，初始剂量为 3～5mg/d。由于华法林需要数天才能发挥全部作用，因此与肝素/低分子肝素需至少重叠应用 4～5 日，当连续 2 天测定的 INR 达到 2.5（2.0～3.0）时，或 PrI1 延长至 1.5～2.5 倍时，即可停止使用肝素/低分子肝素，单独口服华法林治疗。应根据 INR 或 PT 调节华法林的剂量。在达到治疗水平前，应每日测定 INR，其后 2 周每周监测 2～3 次，以后根据 INR 的稳定情况每周监测 1 次或更少。若行长期治疗，约每 4 周测定 INR 并调整华法林剂量 1 次。

（二）药物选择

常用的溶栓药物有尿激酶、链激酶和重组组织型纤溶酶原激活剂。抗凝药物主要有肝素、低分子肝素、重组水蛭素和华法林。

（三）肺血栓栓塞症并发症治疗

肺栓塞主要并发症为急性肺动脉高压、急性右心衰竭和呼吸衰竭。对有低氧血症的患者，采用经鼻导管或面罩吸氧。当合并严重的呼吸衰竭时，可使用经（鼻面）罩无创性机械通气或经气管插管行机械通气。应避免做气管切开，以免在抗凝或溶栓过程中局部大量出血。应用机械通气中需注意尽量减少正压通气对循环的不利影响。对于出现右心功能不全，心排血量下降，但血压尚正常的病例，可予具有一定肺血管扩张作用和正性肌力作用得多巴酚丁胺和多巴胺；若出现血压下降，可增大剂量或使用其他血管加压药物，如间羟胺、肾上腺素等。对于液体负荷疗法需持审慎态度，因过大的液体负荷可能会加重右室扩张并进而影响心排出量，一般所予负荷量限于 500ml 之内。

（四）肺血栓栓塞及其并发症治疗处方举例

方案 1　注射用尿激酶粉针 4400U/kg
　　　　0.9％氯化钠注射液 20ml ｝90ml/h 静脉滴注 10 分钟，随后
　　　　注射用尿激酶粉针 2200U/（kg·h）
　　　　0.9％氯化钠注射液 250ml ｝连续静脉滴注 12 小时；

依诺肝素注射液 0.4ml(0.4ml:4000AxaIU),皮下注射,每日一次;

　　华法林片 3～5mg/d,口服,1～2 次/日。

适用范围:溶栓治疗主要适用于大面积肺栓塞病例;对于次大面积肺栓塞,若无禁忌证可以进行溶栓。

注意事项:溶栓和抗凝药物的不良反应主要为出血。应用前、治疗过程中应测定患者进行血细胞比容、血小板记数及凝血系列。急性内脏出血、急性颅内出血、陈旧性脑梗死、近两月内进行过颅内或脊髓内外科手术、颅内肿瘤、动静脉畸形或动脉瘤、出血体质、严重难控制的高血压患者禁止使用。

疗程:溶栓 1 日;低分子肝素抗凝 7～10 日;华法林疗程至少 3～6 个月。

评价:为一种常用高效治疗方案,且费用较低。

方案 2　依诺肝素注射液每次 100AxaIU/kg,皮下注射,1 次/12 小时;

　　华法林片 3～5mg/d,口服,1～2 次/日。

适用范围:次大面积肺栓塞。

注意事项:同方案 1。

疗程:低分子肝素抗凝 7～10 日;华法林疗程至少 3～6 个月。

评价:为一种常用高效治疗方案,且费用较低。

方案 3　华法林片 3～5mg/d,口服,1～2 次/日。

适用范围:慢性栓塞性肺动脉高压。

注意事项:同方案 1。

疗程:华法林疗程至少 3～6 个月,甚至终身抗凝。

评价:口服华法林可以防止肺动脉血栓再形成和抑制肺动脉高压进一步发展。为一种治疗慢性肺栓塞肺动脉高压和长期抗凝治疗方案,费用较低。

方案 4　波生坦片 62.5～125mg,口服,2 次/日;

　　西地那非片 20mg,口服,3 次/日;

　　吸入用伊洛前列腺素溶液 5ug,6-9 次/日;

　　华法林片 3.0～5.0mg,口服,1～2 次/日。

适用范围:急性肺动脉高压。

注意事项:在使用波生坦需检测肝脏氨基转移酶水平,随后最初 12 个月内每个月检测一次,以后 2 个月一次。在治疗后的第 1 和第 3 个月以及随后每隔 3 个月检查血红蛋白浓度。华法林过量易致各种出血。

疗程:视患者病情而定。

评价:是一种有效治疗方案。

方案 5　螺内酯片 20mg,口服,3 次/日;

　　去乙酰毛花苷注射液 0.2～0.4mg,静脉推注,1～2 次/日;

　　非洛地平缓释片 5mg,口服,1 次/日。

适用范围:急性右心衰竭。

注意事项:去乙酰毛花苷治疗安全范围小,易发生不同程度的毒性反应。

疗程:遵医嘱。

评价:是一种有效治疗方案。

方案6　氨茶碱注射液 0.25g

尼可刹米注射液 0.375g×3 支　}静滴,1～2 次/日;

5%葡萄糖液 250ml

盐酸氨溴索片 30mg,口服,3 次/日;

沙丁胺醇气雾剂 200μg,吸入,3～4 次/日;

异丙托溴铵气雾剂 40μg,吸入,2～4 次/日。

适用范围:急性呼吸衰竭。

注意事项:尼可刹米剂量过大或反复应用过频可致惊厥。

疗程:遵医嘱。

评价:无。

四、疗效评价及随访

(一)治愈标准

(1)症状、体征基本消失。

(2)D-二聚体<500μg/L。

(3)静脉血管超声检查无明显异常。

(4)肺通气/灌注扫描结果正常或接近正常。

(5)螺旋 CT 检查未发现血栓形成。

(二)好转标准

(1)症状、体征基本好转。

(2)静脉血管超声检查提示血栓机化,未见有新的附壁血栓形成;或在长期抗凝的情况下静脉滤器未见血栓形成。

(3)肺通气/灌注扫描结果正常或接近正常。

(4)螺旋 CT 检查未发现血栓形成。

(三)随访观察

1.病情监测

对重点高危人群,包括普通外科、妇产科、泌尿外科、骨科(人工股骨头置换术,人工膝关节置换术,髋部骨折等)、神经外科、创伤、急性脊髓损伤、急性心肌梗死、缺血性脑卒中、肿瘤、长期卧床、严重肺部疾病(慢性阻塞性肺疾病、肺间质疾病、原发性肺动脉高压等)的患者,根据病情轻重、年龄、是否复合其他危险因素等来评估发生 DVT-PTE 的危险性,制订相应的预防方案。

2.预防措施

对存在发生 DVT-PTE 危险因素的病例,宜根据临床情况采用相应预防措施。采用的主要方法:

（1）机械预防措施：包括加压弹力袜、间歇序贯充气泵和下腔静脉滤器；

（2）药物预防措施：包括小剂量肝素皮下注射、低分子肝素和华法林。

3.并发症

肺栓塞造成急性肺动脉高压、急性右心衰竭和呼吸衰竭。

4.预后

首次发生血栓栓塞的病死率很不一致，取决于栓塞的范围和患者原来的心肺功能状态。有明显心肺功能障碍者严重栓塞后的死亡率高（可能＞25％）。原来心肺功能正常者大多不致死亡，除非肺血管床的阻塞超过50％。首次发生的致命性栓塞常在1～2小时内死亡。未经治疗患者反复栓塞的机会约达50％，其中多达半数可能死亡。抗凝治疗可使复发率降至约5％，其中约20％可能死亡。

第二节 慢性阻塞性肺疾病

一、概述

慢性阻塞性肺疾病（COPD）由于其患者数多，死亡率高，社会经济负担重，已成为一个重要的公共卫生问题。COPD目前居全球死亡原因的第4位，世界卫生组织公布，至2020年COPD将位居世界疾病经济负担的第5位。在我国，COPD同样是严重危害人民身体健康的重要慢性呼吸系统疾病。近期对我国7个地区20245名成年人群进行调查，COPD患病率占40岁以上人群的8.2％。

COPD是一种具有气流受限特征的可以预防和治疗的疾病，气流受限不完全可逆、呈进行性发展，与肺部对香烟烟雾等有害气体或有害颗粒的异常炎症反应有关。COPD主要累及肺脏，但也可引起全身（或称肺外）的不良效应。肺功能检查对确定气流受限有重要意义。在吸入支气管舒张剂后，第一秒用力呼气容积（FEV_1）/用力肺活量（FVC）＜70％表明存在气流受限，并且不能完全逆转。慢性咳嗽、咳痰常先于气流受限许多年；但不是所有咳嗽、咳痰症状的患者均会发展为COPD。部分患者可仅有不可逆气流受限改变而无慢性咳嗽、咳痰症状，

COPD与慢性支气管炎和肺气肿密切相关。慢性支气管炎是指在除外慢性咳嗽的其他已知原因后，患者每年咳嗽、咳痰3个月以上，并连续2年者。肺气肿则指肺部终末细支气管远端气腔出现异常持久的扩张，并伴有肺泡壁和细支气管的破坏而无明显的肺纤维化。当慢性支气管炎、肺气肿患者肺功能检查出现气流受限，并且不能完全可逆时，则能诊断为COPD。如患者只有"慢性支气管炎"和（或）"肺气肿"，而无气流受限，则不能诊断为COPD。虽然哮喘与COPD都是慢性气道炎症性疾病，但二者的发病机制不同，临床表现以及对治疗的反应也有明显差异。大多数哮喘患者的气流受限具有显著的可递性，是其不同于COPD的一个关键特征；但是，部分哮喘患者随着病程延长，可出现较明显的气道重塑，导致气流受限的可逆性明显减小，临床很难与COPD相鉴别。COPD和哮喘可以发生于同一位患者；由于二者都是常见病、多发病，这种概率并不低。一些已知病因或具有特征病理表现的气流受限疾病，如支气

管扩张症、肺结核纤维化病变、肺囊性纤维化、弥漫性泛细支气管炎以及闭塞性细支气管炎等，均不属于 COPD。

二、治疗

(一)康复措施

康复治疗包括呼吸生理治疗、肌肉训练、心理治疗与健康教育等多方面措施。

1.呼吸生理治疗

包括帮助患者咳嗽，用力呼气以促进分泌物清除；使患者放松，进行缩唇呼吸，避免快速、浅表的呼吸以帮助克服急性呼吸困难。

2.肌肉训练

全身性运动与呼吸肌锻炼，前者包括步行、登楼梯、踏车等，后者有腹式呼吸锻炼等。

3.心理治疗

谈话、生物反馈、药物治疗。

4.健康教育

戒烟、改变不良生活习惯、加强疾病预防措施等。

(二)一般治疗

1.COPD 稳定期治疗

(1)患者教育：教育与督促患者戒烟；使患者了解 COPD 的病理生理与临床基础知识；掌握一般和某些特殊的治疗方法；学会自我控制病情的技巧；了解赴医院就诊的时机；社区医师定期随访管理。

(2)控制职业性或环境污染：避免或防止粉尘、烟雾及有害气体吸入。

(3)氧疗：长期家庭氧疗应在Ⅲ级重度 COPD 患者应用，具体指征是：①$PaO_2 \leqslant 55mmHg$ 或动脉血氧饱和度（SaO_2）$\leqslant 88\%$，有或没有高碳酸血症；②PaO_2 $55 \sim 60mmHg$，或 $SaO_2 <89\%$，并有肺动脉高压、心力衰竭水肿或红细胞增多症（血细胞比容$>55\%$）。

2.COPD 加重期的治疗

(1)确定 COPD 加重的原因：引起 COPD 加重的最常见原因是气管、支气管感染。肺炎、充血性心力衰竭、气胸、胸腔积液、肺血栓栓塞症、心律失常等可以引起与 COPD 加重类似的症状，需加以鉴别。

(2)诊断和严重性评价：COPD 加重的主要症状是气促加重，常伴有喘息、胸闷、咳嗽加剧、痰量增加、痰液颜色和(或)黏度改变以及发热等。

(3)肺功能测定：加重期患者，常难以满意地进行肺功能检查。

(4)动脉血气分析：静息状态下在海平面呼吸空气条件下，$PaO_2 < 60mmHg$ 和(或)$SaO_2 <90$，有创机械通气治疗。

(5)院外治疗：COPD 加重期的院外治疗包括适当增加以往所用支气管舒张剂的剂量及频度。抗生素选择应依据患者肺功能及常见的致病菌，结合患者所在地区致病菌及耐药流行情况，选择敏感抗生素。

(6)住院治疗：COPD 急性加重且病情严重者需住院治疗。住院治疗的指征：①症状显著加剧,如突然出现的静息状况下呼吸困难;②出现新的体征或原有体征加重(如发绀、外周水肿);③新近发生的心律失常;④有严重的伴随疾病;⑤初始治疗方案失败;⑥高龄 COPD 患者的急性加重;⑦诊断不明确;⑧院外治疗条件欠佳或治疗不力。

收入重症监护治疗病房(ICU)的指征:①严重呼吸困难且对初始治疗反应不佳;②精神障碍,嗜睡,昏迷;③经氧疗和无创性正压通气(NIPPV)后,低氧血症($PaO_2 < 50mmHg$)仍持续或呈进行性恶化,和(或)高碳酸血症($PaCO_2 > 70mmHg$)无缓解甚至有恶化,和(或)严重呼吸性酸中毒($pH < 7.30$)无缓解,甚至恶化。

3.外科治疗

COPD 的手术治疗应严格选择患者,肺大疱切除术和肺减容术可能会改善动态肺功能、肺容积、活动能力、呼吸困难、健康相关生活质量,或许能提高生存率。少数患者可考虑肺移植。

4.活动

在可适当进行常规运动,如散步、蹬车或游泳。

5.饮食

在营养支持方面,应要求达到理想的体重;同时避免过高碳水化合物饮食和过高热量摄入,以免产生过多二氧化碳。

三、药物治疗

(一)药物治疗原则

药物治疗用于预防和控制症状,减少急性加重的频率和严重程度,提高运动耐力和生活质量。

1.支气管舒张剂治疗原则

支气管舒张剂可松弛支气管平滑肌、扩张支气管、缓解气流受限,是控制 COPD 症状的主要治疗措施。短期按需应用可缓解症状,长期规则应用可预防和减轻症状,增加运动耐力,但不能使所有患者的 FEV_1 都得到改善。与口服药物相比,吸入剂不良反应小,因此多首选吸入治疗。主要的支气管舒张剂有 β_2 受体激动剂、抗胆碱药及甲基黄嘌呤类,根据药物的作用及患者的治疗反应选用。用短效支气管舒张剂较为便宜,但效果不如长效制剂。不同作用机制与作用时间的药物联合可增强支气管舒张作用、减少不良反应。β_2 受体激动剂、抗胆碱药物和(或)茶碱联合应用,肺功能与健康状况可获进一步改善。

2.抗生素治疗原则

当患者呼吸困难加重,咳嗽伴有痰量增加及脓性痰时,应根据患者所在地常见病原菌类型及药物敏感情况积极选用抗生素。由于多数 COPD 急性加重由细菌感染诱发,故抗感染治疗在 COPD 加重治疗中具有重要地位 COPD 患者多有支气管肺部感染反复发作及反复应用抗生素的病史,且部分患者合并有支气管扩张,因此这些患者感染的细菌耐药情况较一般肺部感染患者更为严重。长期应用广谱抗生素和激素者易继发真菌感染,宜采取预防和抗真菌措施。

3.糖皮质激素的治疗原则

COPD 稳定期长期应用糖皮质激素吸入治疗并不能阻止其 FEV_1 的降低趋势。长期规律的吸入糖皮质激素较适用于 $FEV_1 < 50\%$ 预计值(Ⅲ级和Ⅳ级)并且有临床症状以及反复加重

的 COPD 患者。这一治疗可减少急性加重频率,改善生活质量。联合吸入糖皮质激素和 β_2 受体激动剂,比各自单用效果好,目前已有布地奈德/福莫特罗、氟地卡松/沙美特罗两种联合制剂。对 COPD 患者不推荐长期口服糖皮质激素治疗。

(二)药物选择

1.支气管舒张剂

(1)β_2 受体激动剂

沙丁胺醇 $100\sim200\mu g$,吸入,3 次/日;

沙美特罗 $36.25\mu g$,吸入,2 次/日。

(2)抗胆碱药

异丙托溴铵 $40\sim80\mu g$,吸入,3 次/日;

噻托溴铵 $18\mu g$,吸入,1 次/日。

(3)茶碱类药物

氨茶碱 $0.1\sim0.2g$,口服,3 次/日;

多索茶碱 $0.2g$,口服,2 次/日。

2.抗生素

应根据患者所在地常见病原菌类型及药物敏感情况积极选用抗生素。

3.糖皮质激素

常用的糖皮质激素药物有:布地奈德、丙酸氟替卡松、甲基泼尼松龙、泼尼松。

4.其他药物

(1)祛痰药(黏液溶解剂):COPD 气道内可产生大量黏液分泌物,可促使继发感染,并影响气道通畅,应用祛痰药有利于气道引流通畅,改善通气,但除少数有黏痰的患者有效外,总的来说效果并不十分确切。常用药物有盐酸氨溴索、乙酰半胱氨酸等。

(2)疫苗:流感疫苗可减轻 COPD 的严重程度和降低死亡率,可每年给予一次(秋季)或两次(秋、冬)。它含有杀死的或活的、无活性病毒,应每年根据预测的病毒种类制备。肺炎球菌疫苗含有 23 种肺炎球菌荚膜多糖,已在 COPD 患者应用,但尚缺乏有力的临床观察资料。

(三)COPD 的预防与治疗

1.COPD 稳定期治疗

药物治疗用于预防和控制症状,减少急性加重的频率和严重程度,提高运动耐力和生活质量。根据患者对治疗的反应及时调整治疗方案。

2.COPD 加重期治疗

根据症状、血气、胸部 X 线片等评估病情的严重程度。采取控制性氧疗,给予支气管舒张剂、糖皮质激素,必要时进行有创性机械通气。

3.其他住院治疗

措施在出入量和血电解质监测下适当补充液体和电解质;注意补充营养,对不能进食者需经胃肠补充要素饮食或予静脉高营养;对卧床、红细胞增多症或脱水的患者,无论是否有血栓栓塞性疾病史均需考虑使用肝素或低分子肝素;积极排痰治疗(如用刺激咳嗽、叩击胸部、体位引流等方法);识别并治疗伴随疾病(冠心病,糖尿病等)及并发症(休克,弥漫性血管内凝血,上消化道出血,肾功能不全等)。

(四)COPD 并发症治疗

1.慢性呼吸衰竭

常在 COPD 急性加重时发生,其症状明显加重,发生低氧血症和(或)高碳酸血症,可具有缺氧和二氧化碳潴留的临床表现,如:发绀、头痛、嗜睡、神志恍惚等。部分患者特别是重度患者或急性加重患者可出现喘息。治疗以氧疗为主,单纯低氧血症给予鼻导管吸氧,一般吸入氧浓度为 28%～30%,吸入氧浓度过高时引起二氧化碳潴留的风险加大。如合并二氧化碳潴留需注意严格低流量吸氧,必要时机械通气。

2.自发性气胸

如有突然加重的呼吸困难,并伴有明显的发绀,患侧肺部叩诊为鼓音,听诊呼吸音减弱或消失,应考虑并发自发性气胸,通过 X 线检查可以确诊。确诊后给予氧疗,如肺组织压缩大于30%或存在明显的呼吸困难,可行胸腔穿刺抽气或胸腔闭式引流,持续负压吸引,使肺组织复张。

3.慢性肺源性心脏病

由于 COPD 肺病变引起肺血管床减少及缺氧致肺动脉痉挛、血管重塑,导致肺动脉高压、右心室肥厚扩大,最终发生右心功能不全。肺心病分肺、心功能代偿期和失代偿期。肺、心功能失代偿期的治疗原则为:积极控制感染,通畅气道,改善呼吸功能,纠正缺氧与二氧化碳潴留,控制呼吸衰竭和心力衰竭。其他治疗参照 COPD 缓解期的治疗措施。

四、疗效评价及随访

(一)治愈标准

(1)症状基本消失,血气基本恢复正常。

(2)X 线检查肺部感染消失。

(3)心、肺、肾功能改善。

(二)好转标准

(1)症状基本消失,血气改善。

(2)X 线检查肺部感染减轻。

(三)随访观察

1.病情监测

(1)病情平稳后,至少每 1～2 个月复诊一次。

(2)门诊复诊了解患者症状缓解、并发症发生及药物不良反应发生情况。

(3)评估生活质量,包括呼吸功能状况。

(4)每年检查一次肺功能。

2.预防复发的措施

(1)患者应保证居室内空气清新,避免呼吸道刺激。吸烟患者应戒烟。

(2)慢性支气管炎的患者应在夏末秋初开始采用菌苗疗法,如注射核酪注射液、服用气管炎菌苗等,这些措施均需在医师指导下采用。

（3）COPD患者出现痰液黏稠或剧烈干咳等症状,可口服复方甘草合剂或其他祛痰止咳药物。此外,不可忽视叩背排痰的重要性,卧床患者还应定时更换体位以利痰液排出。

（4）COPD患者要学会以消耗最少的能量和氧气,达到最大可能的肺膨胀;要处于舒适的体位,最好是端坐的体位;要学会放松肩和颈部肌肉;呼吸时尽量延长呼气时间;养成安静、不慌张的习惯。

（5）COPD的患者在家中禁用镇静剂,无论患者是在缓解期还是在发作期。因为这些药物抑制呼吸中枢,并可引起呼吸暂停,COPD患者服地西泮后一睡就再没能醒来的悲剧时有发生。

（6）有条件的患者可在家中氧疗,15h/d,最好在夜间进行,需要注意的是COPD患者氧疗时氧流量一定不可过高,保证持续低流量吸氧,即1～2min,必须经常检查流量表,保证氧流量稳定在此范围内。

（7）COPD患者要加强个人防护,在寒冷季节或气候转变时,注意防寒保暖,防止呼吸道感染,这一点至关重要。一旦感染应及时彻底地治疗,此为预防慢性支气管炎的重要一环。

（8）COPD患者应坚持呼吸操训练:取立位（可坐或仰卧）,一手放前胸,一手放腹部,进行腹式呼吸。吸气时挺腹、呼气时腹壁向内收缩,使腹壁的活动度尽量大。吸气与呼气的时间比为 1∶2～1∶3,做到深吸缓呼,吸气用鼻,呼气用口,呼气时将口唇缩拢如吹口哨样。每日锻炼两次,每次 10～20 分钟,可以使膈肌活动度增加,达到改善呼吸功能的目的。

3.并发症

（1）肺大疱生成:日常起居应注意避免胸、腹内压过高,如不用力屏气、不做过于剧烈的运动、保持大便通畅等。

（2）心力衰竭:COPD患者出现心力衰竭时都有不同程度的下肢水肿,家人应注意观察水肿增长、消退情况并记录全天的尿量,作为服用利尿剂的依据。

（3）呼吸衰竭:COPD患者一旦发生呼吸道感染,往往容易并发呼吸衰竭和心力衰竭,应及时到医院诊治。

4.预后

COPD患者的预后与疾病的复发和急性加重的发作次数密切相关。

第三节　特发性肺纤维化

一、概述

特发性肺纤维化（IPF）是病因未明的慢性进展型纤维化性间质性肺炎的一种特殊类型,好发于老年人,病变局限于肺部,组织病理学和（或）影像学表现具有普通型间质性肺炎（UIP）的特征。所有表现为原因不明的慢性劳力性呼吸困难,并且伴有咳嗽、双肺底爆裂音和杵状指的成年患者均应考虑 IPF 的可能性。其发病率随年龄增长而增加,典型症状一般在 60～70 岁出现,＜50 岁的 IPF 患者罕见。男性明显多于女性,多数患者有吸烟史。IPF 发病率近几年呈现明显增长的趋势,美国总人口中 IPF 患病率为(14.0～42.7)/10 万,发病率为(6.8～16.3)/10 万。诊断 IPF 需要排除其他各种间质性肺炎,包括其他类型的特发性间质性肺炎及与环境暴露、药物或系统性疾病相关的间质性肺疾病。IPF 是一种致死性疾病,尚缺乏有效的治疗药物。IPF 的死亡率随年龄增长而增加,IPF 中位生存期 2～3 年,但其自然病程变异很大,且无法预测,总体预后不良。

二、治疗

(一)康复措施

1.门诊治疗

患者临床症状轻,不影响生活与工作者,可采取门诊治疗。

2.住院治疗

有并发症或病情进行性加重的患者需住院治疗。

(二)非药物治疗

有静息低氧血症的 IPF 患者应该接受长期氧疗。多数 IPF 患者应该接受肺康复治疗,但对于少数患者肺康复治疗可能是不合理的选择。多数 IPF 引起的呼吸衰竭应该接受机械通气,但对于少数患者机械通气可能是合理的选择。

(三)外科治疗

某些合适的 IPF 患者应该接受肺移植治疗(强推荐,低质量级别),术前是否需要机械通气已成为判别肺移植后早期病死率的危险因素,因此呼吸机依赖已被许多中心认为是肺移植的相对或绝对禁忌证。

(四)活动

适当活动,避免过度劳累。

(五)饮食

无特殊要求。

三、药物治疗

(一)药物治疗原则

目前尚无治疗 IPF 的有效药物,但一些临床药物试验的结果提示某些药物可能对 IPF 患者有益。用于治疗 IPF 的药物有糖皮质激素、免疫抑制剂、秋水仙碱、环孢素、干扰素、抗氧化药物(乙酰半胱氨酸)、抗凝药物和降低肺动脉压等。目前尚缺乏足够证据支持应该常规使用这些药物治疗。

(二)药物选择

根据患者病情及委员会推荐级别,对一些治疗的推荐意见是弱反对,表明这些治疗的收益与风险尚不明确,还需要更高质量的研究结果来证实。弱反对的药物可能适用于一些特定的患者,对于充分知情并强烈要求药物治疗的患者,推荐选用这些弱反对的药物。

(1)IPF 患者不应该接受糖皮质激素单药、秋水仙碱以及环孢素治疗(强推荐,很低质量证据)。

(2)IPF 患者不应该接受糖皮质激素与免疫抑制剂(如硫唑嘌呤、环磷酰胺)的联合治疗

（强推荐，低质量证据）。

（3）多数 IPF 患者不应该接受糖皮质激素、硫唑嘌呤及乙酰半胱氨酸联合治疗，不应该接受乙酰半胱氨酸单药治疗，但对于少数患者可能是合理的治疗措施（弱推荐，低质量证据）。

（4）PF 患者不应该接受干扰素 r-1b 治疗（强推荐，高质量证据）。

（5）IPF 患者不应该接受波生坦、益赛普治疗（强推荐，中等质量证据）。

（6）多数 IPF 患者不应该接受抗凝治疗，但对少数患者抗凝治疗可能是合理的选择（弱推荐，很低质量证据）。

（7）多数 IPF 患者不应该接受吡非尼酮治疗，但对少数患者该药物可能是合理的选择（弱推荐，低～中等质量证据）。

（三）特发性肺纤维化的预防

特发性肺纤维化因原因不明，可能的高危因素有吸烟、环境暴露、微生物感染、胃食管反流和遗传因素。因此，戒烟、避免危险环境暴露、避免反复感染、积极治疗反流性食管炎等可能有助于 IPF 的预防和急性加重。

（四）特发性肺纤维化并发症和伴发疾病的治疗

IPF 患者的常见并发症和伴发疾病越来越受到人们的关注，主要包括 IPF 急性加重、肺动脉高压、胃食管反流、肥胖、肺气肿和阻塞性睡眠呼吸暂停。目前尚不明确治疗这些伴发的疾病是否会影响 IPF 患者的预后。

1.IPF 急性加重

多数 IPF 急性加重时应该接受糖皮质激素治疗，但对少数患者来说，糖皮质激素治疗可能是不合理的选择（弱推荐，很低质量证据）。

2.IPF 合并肺动脉高压

多数 IPF 患者不应该接受针对肺动脉高压的治疗，但对少数患者来说可能是合理的选择（弱推荐，很低质量证据）。

3.反流性食管炎

多数 IPF 患者应该接受针对无症状胃食管反流的治疗，但对少数患者来说可能是不合理的选择（弱推荐，很低质量证据）。

4.肥胖、肺气肿和阻塞性睡眠呼吸暂停

迄今为止尚无 IPF 患者伴发肥胖、肺气肿和阻塞性睡眠呼吸暂停治疗方面的研究资料，因此无法给予推荐意见。

（五）特发性肺纤维化姑息治疗

姑息治疗旨在减轻患者症状和减少痛苦，而不是治疗疾病。姑息治疗的目标是减轻患者生理与精神上的痛苦，为患者及其家属提供心理与精神上的支持。这些治疗措施均需个体化，是疾病辅助治疗的一部分。

IPF 患者咳嗽和呼吸困难等症状的恶化很常见且疗效差。有限的研究结果提示，糖皮质激素和沙利度胺可能缓解 IPF 患者的慢性咳嗽；慢性阿片类药物可用于治疗严重呼吸困难和咳嗽，但需要严密监测药物不良反应。

（六）特发性肺纤维化及其并发症治疗处方举例

1.特发性肺纤维化用药方案

方案1　泼尼松片 0.5mg/(kg·d)，口服，1 次/日，4 周；0.25mg/(kg·d)，口服，1 次/日，8 周；0.125mg/(kg·d)，口服，1 次/日，维持量。

　　　　＋

硫唑嘌呤片 2～3mg/(kg.d)，口服，1 次/日；

或：环磷酰胺片 2mg/(kg·d)，口服，2～3 次/日。

　　　　＋

乙酰半胱氨酸泡腾片 600mg，冲服，1～3 次/日。

适用范围：适用于确诊特发性肺间质纤维化，没有合并感染。在家属及患者充分知情并强烈要求下可酌情使用。

注意事项：年龄＞70 岁，极度肥胖，伴随心脏病、糖尿病和骨质疏松症，则不适于联合治疗；环磷酰胺开始剂量 25～50mg，每 7～14 天增加 25mg，直至最大量 150mg/d；硫唑嘌呤最大量 150mg/d。服药期间注意补钙和维生素 D，注意复查血常规。

疗程：半年。如果在 6～12 个月病情恶化，应停药或改变治疗方案。比如用环磷酰胺替换硫唑嘌呤，如病情好转或稳定则继续联合治疗，药物剂量不变。治疗满 18 个月后，进一步治疗应该个体化，是否继续治疗需根据临床反应和患者的耐受性而做决定、。

评价：临床不常用治疗方案，费用较低。

方案2　乙酰半胱氨酸泡腾片 600mg，冲服，1～3 次/日。

适用范围：适用于确诊特发性肺间质纤维化，在家属及患者充分知情并强烈要求下可酌情使用。

注意事项：温水冲服，最好间隔几分钟后服用其他药物。患有支气管哮喘的患者在治疗期间应密切观察病情，如有支气管痉挛发生应立即终止治疗。

疗程：1 年以上，可长期服用。

评价：临床不常规应用治疗方案，费用较低。

2.特发性肺纤维化急性加重期用药方案

方案　泼尼松片 0.5mg/(kg·d)，口服，1 次/日，4 周；0.25mg/(kg·d)，口服，1 次/日，8 周。0.125mg/(kg·d)，口服 1 次/日，维持量。

　　　　＋

硫唑嘌呤片 2～3mg/(kg.d)，口服，1 次/日；

或：环磷酰胺片 2mg/(kg.d)，口服，2～3 次/日。

　　　　＋

乙酰半胱氨酸泡腾片 600mg，冲服，1～3 次/日。

适用范围：适用于确诊特发性肺间质纤维化，患者处于急性期或活动期，没有合并感染。在家属及患者充分知情并强烈要求下可酌情使用。

注意事项：年龄＞70 岁，极度肥胖，伴随心脏病、糖尿病和骨质疏松症，则不适于联合治疗;环磷酰胺开始剂量 25~50mg,每 7~14 天增加 25mg,直至最大量 150mg/d;硫唑嘌呤最大量 150mg/d。服药期间注意补钙和维生素 D,注意复查血常规。

疗程:半年。如果在 6~12 个月病情恶化,应停药或改变治疗方案。比如用环磷酰胺替换硫唑嘌呤,如病情好转或稳定则继续联合治疗,药物剂量不变。治疗满 18 个月后,进一步治疗应该个体化,是否继续治疗需根据临床反应和患者的耐受性而做决定、。

评价:临床不常规使用的治疗方案,费用较低。

四、疗效评价及随访

(一)治愈、好转标准

IPF 是病因未明的慢性进展型间质性肺炎的一种特殊类型,无治愈标准。

(二)随访观察

1.监测疾病进展

无其他可解释的原因情况下,出现下述任一表现即为 IPF 的疾病进展:进行性呼吸困难(客观评估);FVC 绝对值较基线呈进行性持续降低;肺一氧化碳弥散量 DLco 绝对值(血红蛋白校正后)较基线呈进行性持续降低;HRCT 上纤维化程度进行性进展;急性加重;因呼吸衰竭死亡。肺功能是疾病进展最标准的客观监测和定量评估方法,FVC 绝对值下降 10%(伴或不伴 DLco 改变)或 DLco 绝对值下降 15%(伴或不伴 FVC 改变)是死亡的替代指标,也是疾病进展的指标。FVC 绝对值下降 5%~10%也代表 IPF 患者疾病进展。建议每 3~6 个月对疾病的严重程度进行评价。短期内持续的临床症状、肺功能和影像学的恶化也提示疾病进展。

2.监测症状

恶化监测 IPF 患者呼吸系统症状(例如呼吸困难)的恶化对疾病管理有重要意义。一旦患者出现呼吸系统症状恶化,需要对疾病进展、静息和活动时的血氧饱和度进行评估,同时需要监测是否存在下肢深静脉血栓、肺栓塞等并发症。

3.监测氧合状况的恶化

无论症状轻重,所有患者在基线状态及每 3~6 个月的随访过程中,均应测量静息和活动状态下的血氧饱和度,以确保患者氧合充足,并判断患者是否需要辅助氧疗。一般情况下,6MWT 中血氧饱和度<88%或与其程度相当情况的患者应接受辅助氧疗。

4.监测并发症和并存疾病

IPF 患者可能合并肺动脉高压、肺栓塞、肺气肿、肺癌和冠心病等疾病,这些并存疾病的进展可能影响患者的生存率。

(三)预防复发的措施

病情进行性加重,无肯定预防复发的措施。

(四)预后

IPF 是一种慢性进展型致死性疾病,总体预后不良。IPF 的自然病程表现为主观症状和客观肺功能指标的进行性下降,最终因呼吸衰竭或并存疾病恶化而去世。IPF 患者从确诊到死亡的中位生存时间为 2~3 年。但是,最近临床试验显示 IPF 患者的中位生存期可能大于 2~3 年。IPF 的死亡率随年龄增长而增加,IPF 的死亡率比某些癌症还高,最常见的死亡原因是肺部疾病的进展（为 60％患者的死因），其他导致 IPF 患者死亡的原因还包括冠心病、肺栓塞和肺癌。美国 2003 年 IPF 死亡率男性 61.2/100 万、女性 54.5/100 万。

　　近年的研究已明确了一些与 IPF 预后有关的预测指标，与 IPF 患者死亡率增高相关的特征有：①基线因素：包括呼吸困难程度，DTCO＜预测值的 40％，6 分钟步行试验中血氧饱和度≤88％，HRCT 蜂窝肺的范围，肺动脉高压；②纵向因素：包括呼吸困难加重，用力肺活量绝对值下降≥10％，DLCO 绝对值下降≥15％，HRCT 肺纤维化加重。

第二章　药物在消化系统疾病中的应用

第一节　功能性消化不良

一、概述

功能性消化不良(FD)是指一组表现为上腹部疼痛或烧灼感、餐后上腹饱胀和早饱感的症候群,可伴食欲不振、暖气、恶心或呕吐等,经内镜等常规检查排除与症状有关的器质性病变及与排便习惯和(或)粪便性状改变有关的肠易激综合征(IBS),诊断前症状出现至少 6 个月,且近 3 个月符合以上诊断标准。这样一组持续性或反复性的以上腹部为中心的疼痛或不适等消化不良症状,称之为功能性消化不良。欧美国家统计显示,功能性消化不良人群发病率达 $19\% \sim 41\%$,平均 32%;国内为 $18\% \sim 45\%$,占消化门诊的 $20\% \sim 40\%$。FD 的病因及发病机制至今尚未明确,大量临床研究表明,功能性消化不良的病理生理机制可能与胃动力障碍、胃感觉异常、胃电节律紊乱等胃源性因素关系密切;近年来的研究发现与幽门螺杆菌(Hp)感染、胃肠激素水平紊乱和社会心理因素及生活事件应激有一定关联。功能性消化不良不仅影响患者的生活质量,而且其占有相当高的医疗费用花销比例。

二、治疗

(一)健康教育

(1)保持健康生活方式。

(2)戒烟酒。

(3)避免服用吲哚美辛、阿司匹林、保泰松等非甾体消炎药。

(二)胃电生理起搏治疗

将起搏装置置于胃的浆膜下或胃的体表投影处,通过电刺激使胃的慢波频率恢复正常。对动力障碍型 FD 的治疗已在一些临床研究中取得一些疗效。

评价:对于动力障碍型 FD 的治疗主要依赖促胃肠动力药物,但部分患者疗效不佳。胃电生理起搏治疗的出现,为这些患者的治疗带来了希望。胃肠起搏的基本构思是像心脏一样进行起搏,从而纠正异常的胃肠电活动,恢复或改变胃肠道的运动功能。McCallum RW 等、Forster J 等以及 Abell TL 等的三项研究均采用体内置入式脉冲方波刺激,直接通过胃浆膜或黏膜电极诱发胃电慢波或峰电活动,缩短了胃排空障碍患者的胃排空时间,改善了其症状。国内学者杨敏、房殿春等的结果提示:起搏治疗后患者症状的改善与胃肠起搏能纠正异常胃肠电节律、改善胃肠电活动参数(尤其是餐后正常胃电节律百分比)有关。但也发现,一些患者虽自觉症状严重,胃电活动却无明显异常,经药物及心理治疗症状无明显改善,但经胃肠起搏治疗后症状减轻或消失;而另一些患者经起搏治疗后 EGG 尚未恢复正常特征,但患者症状完全消失。遗憾的是,没有检索到关于胃电生理起搏治疗 FD 的随机对照试验。

(三)活动

按有氧健身计划积极活动,有助于胃肠功能的恢复。

(四)饮食

无特殊食谱,避免个人生活中会诱发症状的食物。

三、药物治疗

(一)药物治疗原则

无特效药,且药物治疗不是必需的(中国、美国、英国功能性消化不良治疗指南共识推荐,循证医学证据 A 级)。

主要给予经验性、个体化治疗,提倡间歇用药(中国、美国、英国功能性消化不良治疗指南共识推荐,循证医学证据 A 级)。避免长期用药,慎用对胃肠道有刺激性的药物。对溃疡样型可先选用 H_2 受体拮抗剂或质子泵抑制剂进行抗酸治疗;对动力障碍型可先选用促胃肠动力药,如多潘立酮、莫沙必利。对疗效不佳者,抑酸剂和胃肠动力药可换用或合用。对部分有幽门螺杆菌感染的 FD 患者进行幽门螺杆菌根除治疗可能有效。对上述疗效欠佳同时伴有明显的抑郁或焦虑症状者,可使用抗抑郁或抗焦虑药物,如常用的三环类抗抑郁药阿米替林、具有选择性 5-羟色胺再摄取抑制作用的抗抑郁药氟西汀等,宜从小剂量开始,注意副作用。

(二)药物选择

1.促胃肠动力药物

餐后不适综合征(PDS)患者首选促胃肠动力药物或合用抑酸剂(中国、美国、英国功能性消化不良治疗指南共识推荐,循证医学证据分别等级为 A 级、C 级、D 级)。

(1)甲氧氯普胺:为中枢及外周多巴胺受体拮抗剂,同时有轻度的 5-HT4 受体激动作用,可促进内源性乙酰胆碱释放,加速胃排空,协调胃,十二指肠运动。常用剂量:10mg,3～4 次/日。副作用:嗜睡、焦虑及锥体外系症状、高泌乳素血症。

(2)多潘立酮(吗丁啉):外周多巴胺受体拮抗剂,主要作用于上消化道,能增强胃蠕动、促进胃排空,协调胃十二指肠运动。常用剂量:10mg,3 次/日,餐前服用。副作用:口干、头疼等。

(3)莫沙必利:为选择性 5-HT_4 受体激动药,主要作用于上消化道,能促进乙酰胆碱分泌,且多无多巴胺 D_2 受体拮抗作用。常用剂量:5～10mg,3 次/日,4 周,较为安全有效。

(4)依托必利:既能通过阻断多巴胺 D_2 受体刺激乙酰胆碱释放,又能抑制乙酰胆碱酯酶对乙酰胆碱的水解,从而发挥促胃肠动力作用。对上消化道选择性较高,在中枢神经系统分布很少。临床研究表明,50mg,3 次/日,用于 FD,患者耐受性好,症状改善率高。但该药尚需进一步临床研究。

(5)红霉素:为胃动素受体激动剂,对胃十二指肠有强促动作用,其胃肠道反应多,常引发恶心、呕吐,一般不作为一线药物。

2.抑酸药

上腹痛综合征(EPS)可先选用抑酸剂或合用促动力剂(中国、美国、英国功能性消化不良治疗指南共识推荐,循证医学证据等级分别为 A 级、A 级、B 级)。

(1)H₂ 受体拮抗剂:常用剂量:雷尼替丁 150mg 或法莫替丁 20mg、西咪替丁 400mg,2 次/日,疗程 4～6 周。

(2)质子泵抑制药:常用剂量:奥美拉唑 20mg 或兰索拉唑 30mg、雷贝拉唑 20mg,1 次/日,疗程 2～4 周。

3.抗焦虑及抑郁药

对伴有焦虑、抑郁等精神症状的患者使用抗焦虑、抑郁药物有效(中国、美国、英国功能性消化不良治疗指南共识推荐,循证医学证据等级分别为 B 级、B 级、C 级)。如阿普唑仑 2mg,1 次/晚或 3 次/日,症状缓解后停用。抗抑郁药包括传统的三环类、四环类药物、单胺氧化酶拮抗剂和近来的选择性 5-羟色胺再摄取抑制药(SSRI)。SSRI 副作用少,长期服用较安全。如氟西汀(百忧解)、帕罗西汀,常用剂量 20mg,1 次/日,但起效慢(10～15 天),故精神症状重者可加用镇静药物。抗抑郁药疗程不宜太短,症状控制满意后可逐步减量,稳定后再停药。

4.抗 HP 药物

对感染 HP 的 FD 患者进行 HP 根除治疗可能有效(中国、美国、英国功能性消化不良治疗指南共识推荐,循证医学证据等级分别为 B 级、A 级、A 级)。

常用方案:克拉霉素 500mg,2 次/日＋甲硝唑片 200mg,3 次/日＋奥美拉唑 20mg,2/日,疗程 1～2 周。

5.抗酸剂

对 FD 的治疗效果不十分明确,我国消化不良诊治指南进行了推荐(中国、美国、英国功能性消化不良治疗指南共识推荐,循证医学证据等级分别为 B 级、C 级、C 级)。氢氧化铝凝胶 10ml,3 次/日;铝碳酸镁 500mg,3 次/日。

6.助消化药物

只在我国消化不良诊治指南进行了推荐(循证医学证据等级为 B 级)。如:各种消化酶,微生态制剂。

7.中草药

只在美国消化不良诊治指南进行了推荐(循证医学证据等级为 C 级)。

(三)预防与治疗

使患者自觉发现其生活方式或心理定式与疾病的相关性、了解 FD 的生理机制,引导患者通过改善生活方式或以更积极的心态面对社会、生活事件可预防该病的复发。治疗上除药物治疗外,更强调心理及生活方式等综合治疗。

(四)疾病并发症治疗

功能性疾病,无并发症。

(五)治疗处方举例

方案 1 下列 H₂ 受体拮抗剂抑酸药物的任何一种:

西咪替丁片 400mg/次,2 次/日;或 800mg/次,1 次/晚睡前;

或:雷尼替丁片 150mg/次,2 次/日;或 300mg/次,1 次/晚睡前;

或:法莫替丁片 20mg/次,2 次/日;或 40mg/次,1 次/晚睡前;

或:尼扎替丁胶囊 150mg/次,2 次/日;或 300mg/次,1 次/晚睡前;

或:罗沙替丁缓释胶囊 75mg/次,2.次/日;或 150mg/次,1 次/晚睡前。

适用范围:适用于上腹痛综合征患者。

注意事项:此类药物副作用少而轻,较常见的有头痛、头晕、忧虑、嗜睡等中枢性副作用,个别有心动过缓、低血压等。西咪替丁有轻度抗雄性激素作用。

疗程:4～6 周。

评价:一个纳入了 22 个 H_2 受体拮抗剂的随机双盲对照临床试验的系统综述结果显示:15 个试验报告了与安慰剂对照,提高了消化不良症状的缓解率,使上腹痛减轻或完全缓解。

方案 2　下列质子泵抑制药(PPI)中的任何一种:

奥美拉唑肠溶胶囊 20mg/次,1 次/每日清晨;

或:兰索拉唑肠溶胶囊 30mg/次,1 次/每日清晨;

或:泮托拉唑钠肠溶胶囊 40mg/次,1 次/每日清晨;

或:埃索美拉唑镁肠溶片 40mg/次,1 次/每日清晨;

或:雷贝拉唑钠胶囊 20mg/次,1 次/每日早餐后。

适用范围:适用于上腹痛综合征患者。

注意事项:PPI 药物常见的不良反应为头痛、腹泻、腹痛、恶心、眩晕,但发生率很低,安全性好。

疗程:2～4 周。

评价:一个纳入了 8 个 PPI 的随机对照临床试验包含 1125 例患者的系统综述结果显示:与安慰剂作对比,PPI 使发生消化不良症状的危险率减低了 30%,且这些研究的质量较好。一个经济模型研究显示在美国 PPI 治疗功能性消化不良有较好的效价比。然而,最近来自香港的有 453 例患者的随机对照试验显示:服用兰索拉唑 30mg 或 60mg 患者消化不良获完全缓解的比率分别是 23%,23%,而安慰剂组则为 30%。但不同的是在美国的另一个兰索拉唑的试验却显示有明显疗效。

方案 3　单用以下促胃肠动力药物的任何一种:

甲氧氯普胺片,10mg,口服,3～4 次/日,餐前服用。

或:多潘立酮片 10mg,口服,3 次/日,餐前服用;

或:莫沙必利片 5～10mg,口服,3 次/日,餐前服用;

或:盐酸依托必利片 50mg,口服,3 次/日,餐前服用。

适用范围:适用于餐后不适综合征患者。

注意事项:甲氧氯普胺可引起嗜睡、焦虑及锥体外系症状、高泌乳素血症。

疗程:2～4 周。

评价:一个纳入了 12 个促动力药物的随机对照临床试验包含 829 例患者的系统综述结果显示:与安慰剂对照,促动力药物使发生消化不良症状的危险率减低了 50%,但大部分的试验是关于西沙必利的。但对这些研究的分析表明论文发表的偏倚影响了疗效结果,使促动力药物的疗效被夸大。胃排空的提高与症状的改善并无明显的关联,因此不推荐常规进行促胃排空治疗。

方案 4　上述抑酸剂的任何一种和胃肠动力药的一种合用。

适用范围:适用于非特异型或上述方案疗效不佳者。

注意事项:可能增加患者经济负担,应注意由此而产生的对患者的精神压力所产生的负面作用。

疗程:2～4 周。

评价:治疗费用相对高,疗效不十分明确。

方案 5

(1)抗焦虑药物

阿普唑仑片 2mg,口服,1 次/晚或 3 次/日,症状缓解后停用。

适用范围:适用于伴有焦虑精神症状的患者。

注意事项:长期应用可能出现肝脏毒性。

疗程:2 周至症状缓解后。

评价:无。

(2)抗抑郁药

盐酸氟西汀片 20mg,口服,1 次/日;

或:盐酸帕罗西汀片 20mg,口服,1 次/日;

或:盐酸文拉法辛缓释胶囊 20mg,口服,1 次/日。

(精神症状重者可加用地西泮等镇静药物,如:艾司唑仑片,2.5mg,口服,1 次/晚;硝西泮片,5mg,口服,1 次/晚。)

适用范围:适用于伴有抑郁等精神症状的患者。

注意事项:此类药物起效慢,10～15 日后起效,疗程不宜太短,症状控制满意后再逐步减量,稳定后再考虑停药。

疗程:2 周至症状缓解后。

评价:一个来自 Mayo Clinic 的包含了 26 例健康志愿者的双盲随机对照试验研究了短期三环类和四环类抗抑郁药对胃排空、胃早饱及餐后不适症状的影响,显示两种药物与安慰剂比较均无明显差异。虽然抗抑郁药物在 FD 的疗效也不明确,但也却常被用于患者。没有充分的关于应用三环类药物,如阿米替林治疗消化不良的数据,但小样本研究证实有效。但低剂量阿米替林的疗效与胃张力感觉的变化无关。

方案 6　根治 HP 的基础上,根据症状联用或不用胃肠动力药。

适用范围:伴 HP 感染的功能性消化不良。

注意事项:联合应用抗生素,避免耐药的产生。

疗程:1～2 周。

评价:Naokia 等纳入 294 例 HP 阳性的 FD 患者,试验组与对照组相比,HP 根除组较安慰剂组更有效,并能减少医疗成本,认为 13C 呼吸试验和 HP 根除治疗对患者有益。Lane J 等纳入 1558 例 HP 阳性的 FD 患者,平均随访 2 年的试验显示,试验组与对照组相比,2 年后因消化不良症状就诊者减少 35%($P=0.02$),2 年后仍有症状的患者,与对照组相比减少了

29%（P=0.05），两组生活质量尚无明显差异。

根除 HP 的方案 1：枸橼酸铋钾片 240mg，口服，2 次/日，连续服用 1 周＋克拉霉素缓释片 500mg，口服，2 次/日，连续服用 1 周＋替硝唑片 500mg，口服，2 次/日，连续服用 1 周＋奥美拉唑肠溶胶囊 20mg，口服，1 次/晨起空腹；4～8 周/疗程。适用范围：适用于初次发病或复发病例，幽门螺杆菌感染阳性或耐药者，为一种高效治疗方案，但费用高。

注意事项：无。

疗程：遵医嘱使用。

评价：为一种高效治疗方案，但费用高。

根除 HP 的方案 2：枸橼酸铋钾片 240mg，口服，2 次/日，晨起空腹和睡前服用，连续服用 2 周；

＋甲硝唑片 0.2g，口服，4 次/日，餐后和睡前服用，连续服用 2 周；

＋阿莫西林胶囊 0.5g，口服，4 次/日，餐后和睡前服用，连续服用 2 周；

＋奥美拉唑肠溶胶囊 20mg，口服，1 次/晨起空腹；4～8 周/疗程。

适用范围：适用于初次发病或复发病例，幽门螺杆菌感染无耐药者。

注意事项：无。

疗程：遵医嘱使用。

评价：为一种常用高效方案，费用较高。

方案 7　使用以下抗酸剂的一种：

磷酸铝凝胶 10～20ml，口服，3 次/日，餐前半小时；

氢氧化铝凝胶 10ml，口服，3 次/日；

铝碳酸镁 500mg，咀嚼后服，3 次/日；

硫糖铝 500mg，口服，3 次/日。适用范围：适用于上腹痛综合征患者。

第二节　溃疡性结肠炎

一、概述

溃疡性结肠炎（UC）简称溃结，是一种与遗传和环境相关的，病因未明的慢性非特异性结肠炎症，主要受累的部位是结肠黏膜层，且以溃疡为主，多自远段结肠开始，可逆行向近段发展，甚至累及全结肠和末段回肠，呈连续性分布。临床主要表现为腹泻、腹痛和黏液脓血。现有资料显示亚洲国家人群发病率为 0.4～2.1/10 万人，而北美和北欧的人群发病率分别为 6～15.6/10 万人和 10～20.3/10 万人。亚洲国家的人群患病率为 6～30/10 万人，显著低于欧洲和北美。我国尚缺乏准确的流行病学调查资料，但是近年来发病有增加的趋势。

二、治疗

（一）康复措施

1.门诊治疗

缓解期患者及症状较轻的轻、中度患者，可采取门诊治疗。

2.住院治疗

口服药物治疗不能控制的重度、难治性患者,或伴有感染患者及症状明显影响患者正常工作和生活者应住院治疗。

(二)一般治疗

①提倡乐观生活态度,避免精神紧张、失眠等;②病情严重时应卧床休息,缓解期可适当活动;③腹泻严重者,注意纠正水电解质紊乱;④合并感染者,应积极使用广谱抗生素治疗;⑤避免长期服用损伤胃肠黏膜的药物,提倡乐观生活态度。

(三)外科治疗

手术治疗是溃疡性结肠炎的重要治疗方式,对于重度 UC 需要住院治疗的患者应提供早期结肠切除手术咨询。手术方式应该根据病情缓急、适应证和患者情况具体选择。手术方式包括:临时性回肠造瘘术、全结肠切除加永久性回肠造瘘和回肠储袋肛门吻合术。有适应证的情况下,UC 择期手术的金标准是结直肠切除回肠储袋肛门吻合术。

1.适应证

中毒性巨结肠、常规内科最大剂量治疗无效、不能耐受内科治疗药物的副作用者、重度异型增生、激素依赖、大量出血或因疾病影响生长发育的儿童患者。

2.术前准备

对于贫血和营养不良 UC 应进行充分的术前准备,提供营养支持,纠正贫血和水电解质紊乱,最大限度地调整或减少激素、免疫抑制剂等药物使用。

3.并发症

结直肠切除回肠储袋肛门吻合术术后约 50% 患者出现储袋炎,其他并发症包括吻合口瘘、吻合口狭窄、盆腔脓肿和肠梗阻。

4.禁忌证

结直肠切除回肠储袋肛门吻合术手术的绝对禁忌证是肛门括约肌功能障碍。其他禁忌证包括可疑克罗恩病、术后需要盆腔放疗等。

(四)活动

本病一般情况下与活动无关,但主张在疾病活动期及重症患者要卧床休息。

(五)饮食

饮食对 UC 疾病活动程度的影响目前尚未确定,但是改变饮食习惯可能会减轻 UC 病情。疾病活动期应减少纤维的摄入,低渣饮食可减少排便次数;溃疡性直肠炎患者如果表现为便秘,则提倡高纤维饮食。

三、药物治疗

(一)药物治疗原则

UC 的治疗应该基于 UC 的部位和表型、疾病严重程度、有无并发症、个人症状反应、对治疗的耐受性及既往疾病、持续时间及一年内的复发次数等确定。治疗目标为:①改善患者一般状况、维持良好状态,提高患者生活质量;②治疗急性发作,消除症状,将短期和长期不良反应降至最低,减轻肠道炎症,如有可能促使黏膜愈合;③维持无激素缓解,减少疾病复发次数和减轻严重程度,减少激素依赖;④防止因并发症住院和手术;⑤维持良好的营养状态。

对于轻症远端结肠 UC 患者,5-氨基水杨酸类制剂局部应用和(或)口服是首选治疗方案;对于急性重症 UC 应该给予静脉糖皮质激素治疗;急性重度 UC 患者给予静脉糖皮质激素治疗 5～7 天后无效患者应该考虑给予环孢素、抗肿瘤坏死因子抗体和手术等二线治疗方案;单独使用抗生素不能诱导疾病缓解;对于激素依赖、激素抵抗患者或者反复复发患者推荐使用巯基嘌呤类药物、生物制剂等免疫调节药物,钙调抑制剂可以作为免疫抑制剂的过度治疗、短期使用。

(二)药物选择

1.氨基水杨酸类

氨基水杨酸类药物包括柳氮磺吡啶(SASP)和 5-氨基水杨酸(5-ASA),该类药物适用于慢性期和轻、中度活动期患者,严重肝、肾疾患、婴幼儿、出血性体质及对水杨酸。过敏者不应使用氨基水杨酸类。结肠脾曲以远的 UC 可以使用氨基水杨酸类栓剂、灌肠剂、泡沫剂治疗,具体使用应根据病情决定。栓剂可用于直肠 UC 治疗,而灌肠剂治疗范围可到达结肠脾曲。局部用药可以直接作用于炎症部位,避免全身副作用。远端 UC 口服氨基水杨酸类制剂也有效,且服药方便,依从性好。氨基水杨酸制剂局部治疗 2 周临床和内镜缓解率可达 64%,局部治疗联合口服效果要优于单独口服治疗。

2.肾上腺皮质激素

对于急性重度 UC 应首选肾上腺皮质激素静脉给药治疗。常用药物,如:甲泼尼松 40～60mg/d、氢化可的松 300～400mg/d,静脉滴注。使用肾上腺皮质激素以前应该首先排除感染性结肠炎。对于 32 项临床试验的 meta 分析显示使用肾上腺皮质激素治疗的重度 UC 患者有效率为 67%。增大剂量不能提高治疗效果,但是减小剂量疗效会减弱。一次性静脉滴注和静脉持续滴注效果相当。一般用药 5 天,不超过 7～10 天。

3.环孢素

环孢素(cyclosporine)是一种强效的钙调免疫抑制剂,通过钙调神经磷酸酶依赖途径抑制活化 T 细胞产生白细胞介素-2(interleukin-2,IL-2)。对于静脉肾上腺皮质激素无效的重度 UC 患者可使用环孢素诱导疾病缓解。环孢素多采用静脉给药,可过渡到口服。环孢素一般作为使用巯基嘌呤类药物前的过度治疗。随机对照实验显示静脉环孢素治疗对于 82% 静脉激素治疗无效患者有效。低剂量(2mg/kg)与高剂量(4mg/kg)效果相当,且副作用较少。

4.巯基嘌呤类药物

包括硫唑嘌呤(AZA)及其衍生物 6-巯基嘌呤(6-MP)。两种药物都是通过其代谢产物 6-硫鸟嘌呤(6-TGN)发挥作用的。6-TGN 可以抑制 DNA 和 RNA 合成,并且可以导致 T 细胞凋亡。对于激素依赖或者激素治疗复发患者可使用巯基嘌呤类药物治疗。但是此类药物起始治疗后数周或者数月才能起效。研究显示 AZA 治疗缓解率可达 69%,有效率达 84%,对于激素依赖 UC 患者 AZA 效果优于 5-ASA。AZA 和 6-MP 效果相当。

5.生物制剂

主要包括英利西(FX)单抗。目前推荐对于激素依赖且对常规药物治疗无效患者使用英利西单抗。Infliximab 是第一个应用于 IBD 尤其是 CD 治疗的抗体,1998 年被美国 FDA 批准应用于中重度炎症性肠疾病。Inflaximab 是人鼠嵌合性单克隆抗体 IgGl,鼠源性成分占 25%,通过与淋巴细胞表面的 TNF 结合诱导抗体依赖性细胞毒性作用(ADCC)及淋巴细胞凋亡,发挥抗炎作用。初始治疗缓解患者可使用 IFX 5mg/(kg·8w),静脉滴注用于维持缓解治疗。2 项大规模随机对照临床试验显示对于常规治疗无效的中、重度 UC 患者第 0 周、第 2 周、第 6 周使用 IFX,随后每 8 周一次治疗效果明显高于对照组,54 周缓解率明显高于对照;且使用 IFX 可以降低结肠切除手术的风险;但是即使每 8 周一次使用 IFX 治疗,仅 21%～26% 患者可以维持无激素缓解。

6.肠道益生菌

肠道益生菌治疗溃疡性结肠已有一些报道,但目前益生菌治疗溃疡性结肠炎的效果还尚待确定。现有的研究中提示可能有效的益生菌制剂包括:E Coli Nissle1917、双歧杆菌、乳酸菌制剂等。

(三)溃疡性结肠炎的预防与治疗

除初发病例、轻症远段结肠炎患者症状完全缓解后,可停药观察外,所有患者完全缓解后均应继续维持治疗,以防止复发。一般首选氨基水杨酸类制剂口服,糖皮质激素维持治疗的效果,在症状缓解后应逐渐减量,过渡到用氨基水杨酸维持治疗。SASP 的维持治疗剂量多用 2～3g/d,并同时叶酸口服。亦可使用与诱导缓解相同剂量的 5-ASA 类药物。6-MP 或 AZA 等用于上述药物不能维持或对糖皮质激素依赖者。对于 IFX 诱导缓解者,推荐使用 IFX 维持缓解。

(四)溃疡性结肠炎并发症治疗

肠外的并发症包括周围性关节炎、关节强直性脊柱炎、骶髂关节炎、前眼色素层炎、结节性红斑、坏疽性脓皮病、巩膜外层炎、在儿童则有生长与发育停滞。周围性关节炎、皮肤并发症和巩膜外层炎往往随着结肠炎病情变化而波动,而脊柱炎、骶髂关节炎和色素层炎往往独立于肠道疾病而自行发展。在伴有脊柱或骶髂关节受累的患者中,绝大多数也有眼色素层炎存在的征象,反之亦然。关节强直性脊柱炎、骶髂关节炎以及眼色素层炎可能在结肠炎之前多年即已存在,而且在有 HLA-B27 抗原的患者中更易于发生。虽然肝功能的轻微改变在本病中颇为常见,但临床上明显的肝脏疾病仅见于 3%～5% 的患者。肝脏疾病可表现为脂肪肝或更严重的表现为自身免疫性肝炎、原发性硬化性胆管炎(PSC)或肝硬化。5% 的溃疡性结肠炎患者可发生 PSC 最多见于那些年轻时就患结肠炎的患者。PSC 可比有症状的溃疡性结肠炎早许多年出现,采用内镜逆行胰胆管造影检查比肝活检诊断更为可靠。

1.关节炎

对于 IBD 相关的关节炎和关节病的治疗主要基于其他类型关节炎的治疗经验,具体治疗方案应参照关节炎的治疗方案。常用的治疗包括柳氮磺吡啶、NSAIDs 药物及抗 TNF-α 抗体、局部注射皮质类固醇和理疗。对于中轴性关节炎患者,重点为治疗原发病。对于外周性关节炎,目前证据支持使用物理疗法、柳氮磺吡啶或抗 TNF-α 抗体。

2.骨质疏松

骨质疏松一般多发生于激素治疗患者。对于骨质疏松的治疗,包括负重等张运动、戒烟、戒酒、补充食物钙质等一般治疗。常规的药物治疗包括二磷酸盐、降钙素及其衍生物,雷洛昔芬可以有效地防止和减少骨质的进一步流失。对于女性患者不推荐给予激素替代疗法;对于男性患者,二磷酸盐可能有效;如果男性患者血清睾酮水平低,可以补充睾酮。不推荐对于骨质疏松患者常规给予维生素 D。

3.皮肤表现

结节性红斑患者通常需要全身补充皮质激素;坏疽性皮肤病需要全身和局部使用皮质激素,加激素局部湿敷;对于激素耐药者,可以选用环孢素 2～4mg/(kg·d)静脉滴注。

4.眼睛表现

巩膜外层炎一般不需要特殊治疗,局部应用激素可能有效。葡萄膜炎需要局部和全身应用激素;对于激素耐药者,需要使用硫唑嘌呤。

5.肝脏损害

对于合并肝脏损害的患者,熊去氧胆酸可以改善患者肝功能,尤其是对于原发性硬化性胆管炎有效,具体参见原发性胆汁性肝硬化章节;熊去氧胆酸可以减低患者结肠癌的风险;对于胆管狭窄患者可以进行 ERCP 和支架来治疗;肝功能损害严重的患者需进行肝脏移植。

（五）溃疡性结肠炎及其并发症治疗处方举例

方案 1　美沙拉嗪肠溶片,口服,4g/d。

适用范围:适用于轻、中度活动型 UC 的诱导缓解或维持缓解首选用药。

注意事项:诱导则提倡足量用药,维持治疗则一般减半服用。

疗程:根据病情调整,维持治疗则一般终身用药。

评价:为治疗 UC 的标准用药,效果可靠,费用较高。

方案 2　巴柳氮钠片,1.5g/d,分 4 次口服。

适用范围:适用于轻、中度活动型 UC 的诱导缓解或维持缓解。

注意事项:对已知肾功能障碍或有肾病史的患者应注意使用。应定期监测患者的肾功能(如血清肌酐),特别是在治疗初期。

疗程:疗程 8 周或根据病情调整。

评价:巴柳氮钠是一种 5-ASA 前体药物,口服后以原药到达结肠,在结肠细菌的作用下释放出 5-氨基水杨酸(有效成分)和 4-氨基苯酰-β-丙氨酸,起效更快,不良反应发生率也更少。

方案 3　奥沙拉嗪胶囊,1.5～3g/d,分 3 次口服。

适用范围:适用于轻、中度 UC 不耐受其他水杨酸类制剂。

注意事项:诱导则提倡足量用药,维持治疗则成人日剂量 1000mg,分 2 次服。禁用于对水杨酸过敏者、肾功能严重不全者及孕妇。有胃肠道反应者慎用。

疗程:根据病情调整,维持治疗则一般终身用药。

评价:奥沙拉嗪在胃和小肠内不被吸收也不被分解,到达结肠后才被结肠内细菌分裂为二分子有效的 5-氨基水杨酸而显示其抗炎作用。但具有刺激小肠分泌作用,可使肠内液体负荷增加,而可能有软化大便甚至致腹泻的作用。

方案 4　柳氮磺吡啶肠溶片,4～6g/d,分 4 次口服。

适用范围:适用于轻、中度结肠炎。

注意事项:缺乏葡萄糖-6-磷酸脱氢酶,肝功能损害、肾功能损害患者,血卟啉症,血小板、粒细胞减少,血紫质症,肠道或尿路阻塞患者应慎用;应用磺胺药期间多饮水,保持高尿流量,以防结晶尿的发生,必要时亦可服碱化尿液的药物。如应用本品疗程长,剂量大时宜同服碳酸氢钠并多饮水。以防止不良反应。磺胺类药物过敏者禁用。

疗程:根据病情调整,维持治疗则一般终身用药。

评价:优点为费用低廉,但需注意监测副作用。

方案 5　美沙拉嗪灌肠剂,2～4g/d。

适用范围:适用于轻、中度远端溃疡性结肠炎及直肠刺激症状明显患者。

注意事项:肾、肝功能不全者慎用。两岁以下儿童不宜使用。

疗程:根据病情调整。

评价:为治疗远端 UC 局部用药,抗炎作用优于柳氮磺吡啶,效果可靠,局部应用副作用较少。

方案 6　美沙拉嗪栓剂 500mg 纳肛,每日 2 次。

适用范围:适用于轻、中度远端溃疡性结肠炎。

注意事项:局部使用美沙拉嗪栓联合口服 5-ASA 制剂效果要优于单独口服。

疗程:根据病情调整,一般要达到黏膜愈合,才改为维持治疗。

评价:栓剂作用范围较有限,一般用于溃疡性直肠炎的治疗,尤其是直肠刺激症状明显者。

方案 7　柳氮磺吡啶栓 500mg 纳肛,每日 2～3 次。

适用范围:适用于轻、中度远端溃疡性结肠炎。

注意事项:对磺胺类药过敏者禁用。

疗程:根据病情调整。

评价:作用同美沙拉嗪栓剂,但是费用较为低廉。

方案 8　氢化可的松注射液 100mg＋0.9％氯化钠溶液 100ml,缓慢灌肠,每日 1 次。

适用范围:适用于结肠脾曲以下溃疡性结肠炎且对于局部 5-ASA 制剂治疗无效者。

注意事项:无。

疗程:根据病情调整,一般用于短期诱导缓解,随后改为 5-ASA 局部用药。

评价:费用低廉,短效制剂,可直接发挥作用。

方案 9　泼尼松片 30～40mg,口服每日 1 次。

适用范围:适用于氨基水杨酸类治疗无效的中度或重度 UC 患者的诱导缓解治疗及轻、中度活动型左半结肠炎,或广泛结肠炎需要快速诱导缓解者、活动性重度 UC 未使用激素患者。

注意事项:一般不用于维持治疗。

疗程:一般为 5～7 天,如果无效改用其他免疫抑制剂。

评价:肾上腺皮质激素适用于中、重度活动性 UC 患者诱导缓解,不建议用于维持治疗。长期使用激素需要预防和避免不良反应,激素若撤除,需要逐渐减量。

方案 10　硫唑嘌呤片 1.5～2.5mg/kg,口服,每日 1 次;或 6-巯基嘌呤片 0.75～1.5mg/kg,口服,每日 1 次。

适用范围:适用于轻、中度活动型左半结肠炎或广泛结肠炎激素依赖患者或轻、中度活动型左半结肠炎或广泛结肠炎其他水杨酸类无法维持缓解者或重度溃疡性结肠炎早期复发、激素依赖或抵抗者的维持治疗。

注意事项:有条件者应该检测 TPMT 基因型。

疗程:根据病情调整,可用于维持治疗。

评价:可减少甾醇用量或减轻炎症症状。诱导并维持 CD 疾病缓解。对于难治性 UC,使用 AZA 可减少激素使用。环孢素诱导缓解的 UC 患者可用 AZA 维持。建议定期检测血细胞计数。用药之前检测硫代嘌呤甲基转移酶活性有助于避免不良反应。

方案 11　甲基泼尼松龙注射液 48～60mg＋生理盐水 250ml,静脉滴注,每日 1 次。

适用范围:适用于急性重度 UC,既往使用过激素患者。

注意事项:使用之前需排除感染性肠炎。

疗程:5～7 天。

评价:用于急性期诱导疾病缓解,是目前急性重度 UC 患者的主要用药,不能用于维持治疗。

方案 12　环孢素 4mg/kg,静脉注射,每日 1 次。

适用范围:适用于急性重度 UC,激素治疗无效者。

注意事项:应在有条件的医疗单位使用,需检测环孢素水平。

疗程:一般 5～7 天,病情缓解之后可以改为口服。

评价:用作使用巯基嘌呤类药物之前的过渡用药,不作为维持缓解治疗用药。

方案 13　注射用英利西单抗粉针(Infliximab)5～10mg/kg,静脉滴注,第 0 周、第 2 周、第 6 周给药一次。

适用范围:适用于其他药物治疗无效的溃疡性结肠炎患者的诱导缓解治疗。

注意事项:心脏衰竭的患者、对 Infliximab 产生过敏者、对鼠蛋白质产生过敏者禁用。

疗程:诱导缓解第 0 周、第 2 周、第 6 周每周 1 次,维持治疗每 8 周 1 次。

评价:费用十分昂贵。Infliximab 可用于诱导 UC 的临床缓解及维持,而且对于传统药物治疗失败的难治性中重度 UC,Infliximab 可以使患者避免结肠切除,降低死亡率。

四、疗效评价及随访

(一)治愈标准

目前无治愈标准。

(二)好转标准

1.完全缓解

临床症状消失,结肠镜复查见黏膜大致正常,目前提倡黏膜愈合,即可视结肠节段内的结肠黏膜无易损、出血、糜烂以及溃疡等表现。

2.有效

临床症状基本消失。结肠镜复查肠黏膜轻度炎症或假息肉形成。

3.无效

经治疗后临床症状、内镜和病理检查结果均无改善。

(三)随访观察

1.病情监测

UC 有患结肠癌的危险,且危险度与病程及病变范围有关。针对 UC 患者在病程 8～10 年以上患者,需每年行 1～2 次结肠镜检查,并取多块组织进行活检。如果活检发现高度不典型增生,需外科手术切除结肠。如扁平黏膜发现有低度不典型增生者,也需手术治疗。服用激素者需检测骨密度,防止骨质疏松的发生。

2.预防措施

健康饮食,少吃辛辣、刺激食物。适当锻炼,避免过度劳累及精神紧张。定期服药可以减少急性复发,维持疾病稳定。建议使用对乙酰氨基酚治疗疾病相关疼痛,不建议使用 NSAIDs 药物。

3.并发症

需注意患者有无肠外的并发症,如:周围性关节炎、关节强直性脊柱炎、骶髂关节炎、前眼色素层炎、结节性红斑、坏疽性脓皮病、巩膜外层炎。对于儿童应注意营养支持,防止生长发育受影响。

对病程 8～10 年以上的广泛性结肠炎、全结肠炎和病程 30～40 年以上的左半结肠炎、直乙状结肠炎患者,或者 UC 合并原发性硬化性胆管炎者,应行监测性结肠镜检查,至少每 2 年 1 次,并作多部位活检。对组织学检查发现有异型增生者,更应密切随访,如为重度异型增生,一经确认即行手术治疗。

(四)预后

溃疡性结肠炎是慢性病,可反复恶化和缓解。在近 10% 患者中,首次进展性发作可迅速转为暴发,伴有大量出血、穿孔或败血症和毒血症等并发症。另有 10% 患者可在一次发作后完全康复,然而在这些患者中往往可能存在某种未被发现的特异性病原体。

在广泛性溃疡性结肠炎患者中,近 1/3 患者需要施行手术治疗,直肠结肠切除术具有治愈的疗效,预期寿命和生活质量可恢复正常,并且发生结肠癌的危险性也被排除。

局限性溃疡性直肠炎患者的预后最好,不易出现严重的全身性症状,中毒性并发症和恶变,仅 20%～30% 的患者会进展到晚期,极少有患者需要施行手术治疗,其预期寿命也属正常,但症状可能显得异常顽固和难治。另外因为广泛性溃疡性结肠炎可能开始于直肠,然后向近端蔓延,因此只有在病变局限性变化维持至少 6 个月以上,才能确诊为局限性直肠炎。以后会扩展的局限性疾病往往表明其病情较重,且更难以治疗。

第三节　慢性胃病

一、概述

慢性胃炎是一种以多病因所致胃黏膜慢性炎性改变为主的病变。其常见临床分类为浅表性胃炎(也称非萎缩性胃炎)和萎缩性胃炎,后者又可分为自身免疫性胃炎和多灶萎缩性胃炎。本病在我国是一种常见病,一般随年龄增长而增加,中年以上多见,男性多于女性。临床治疗目的在于消除病因、缓解症状,预防、监控异型增生和肠腺化生等恶性转化过程。治疗方法主要为:病因防治、抑酸治疗、黏膜保护和促动力药物等综合治疗为主。

二、治疗

(一)康复措施

1.门诊治疗

本病临床症状轻微,一般不影响生活与工作,多采取门诊治疗,定期随访观察与复查。

2.住院治疗

本病一般无须住院治疗,若症状较重,少数影响生活与工作,或伴上消化道出血等并发症时,需住院进行治疗与观察。

(二)一般治疗

(1)提倡乐观生活态度,保持健康生活方式。

(2)预防幽门螺杆菌(HP)反复感染。

(3)饮食调节:避免长期摄入粗糙和刺激性食物,或摄入过热饮料、酗酒、咸食和含有稳定剂和防腐剂的食物。对伴有肠化生或异型增生者,可补充维生素 C、维生素 A、叶酸和 β 胡萝卜素等,以促使其逆转。

(4)避免精神紧张、失眠等应激因素和吸烟。应激因素和过度吸烟等均可直接损伤胃黏膜。

(5)避免长期服用对胃黏膜损伤的药物,如吲哚美辛、阿司匹林、保泰松、肾上腺皮质激素、钾、碘和铁等药物。

(6)如果患有其他疾病需要长期服用上述药物者,需要在专科医师指导下加服质子泵抑制剂辅助治疗,预防胃黏膜糜烂等炎症。

(7)积极预防和治疗:口腔、扁桃体及鼻窦慢性感染,避免细菌或毒素吞入胃内,也可引发慢性胃炎。

(三)外科治疗

慢性胃炎一般症状轻,无严重并发症,故无外科手术治疗适应证。

(四)活动

可以从事日常工作和生活,建议按计划进行有氧健身活动,避免过度劳累。

（五）饮食

避免进食粗糙和刺激性食物、过热饮料、酗酒和咸食等。

三、药物治疗

（一）药物治疗原则

慢性胃炎应依据患者具体病情进行治疗，如病因、症状特点、急性炎症活动性及其程度、幽门螺杆菌感染状况等综合因素进行治疗。

（二）药物选择

选择药物：黏膜保护剂、抑酸剂和胃肠动力药物。

1. 抑酸剂

包括 H_2 受体拮抗剂和质子泵抑制剂（PPI）。H_2 受体拮抗剂如西咪替丁、雷尼替丁、法莫替丁、尼扎替丁和罗沙替丁等。质子泵抑制剂如奥美拉唑、兰索拉唑、泮托拉唑、埃索美拉唑和雷贝拉唑等。幽门螺杆菌感染所致的慢性活动性胃炎，应予以抗菌治疗。根除幽门螺杆菌的药物和治疗方案见后述。

2. 黏膜保护剂

如硫糖铝、胶体果胶铋、替普瑞酮、瑞巴派特和铝镁加（或铝碳酸镁、片）等。

3. 胃肠动力药

多潘立酮、莫沙比利和伊托必利等。

（三）慢性胃炎伴急性炎症复发的预防与治疗

1. 根除幽门螺杆菌治疗

目前已证实幽门螺杆菌感染是慢性胃炎致病因素之一，根除幽门螺杆菌感染是预防慢性胃炎伴有急性炎症活动复发的重要措施。

推荐的一线治疗方案：选择一种质子泵抑制剂（PPI）＋任意2种相关抗生素（阿莫西林、克拉霉素、甲硝唑）组成三联疗法，或加用铋剂组成四联疗法。

2. 症状控制维持治疗

间歇或按需治疗：即症状自我控制，若出现症状时，短期治疗或症状复发时再治疗；对于间断性症状发作的患者，应用 H_2 受体拮抗剂和黏膜保护剂治疗。如西咪替丁 400mg，雷尼替丁 150mg，法莫替丁 20mg，尼扎替丁 150mg，均须睡前服用 1 次。硫糖铝 1.0g，1 日 2 次；一般持续时间为在症状控制后 1 周即可；由于西咪替丁副作用较大，一般尽可能应用其他同类药物替代之；PPI 对于反酸和胃灼热症状较重者，服用 H_2 受体拮抗剂不能缓解时，可选用 PPI 治疗，如奥美拉唑 10～20mg，口服，1 日 1 次，根据症状控制情况，连续治疗数日至 2 周后，逐渐减量并停止服药治疗。

3. 门诊随访观察

①一般患者门诊随访观察：门诊复诊时，医师需要了解患者症状发生和缓解情况，并了解患者药物治疗中发生的不良反应，指导患者后续治疗与观察等，并建立档案记录在册或输入微机进行分病种网络式管理；②高危人群随访与癌变监控：如果内镜检查与黏膜活检证实为慢性萎缩性胃炎，特别是在中度以上萎缩性胃炎，并伴有中度以上异型增生和肠腺化生者，需动态

观察黏膜病变发展与变化,定期复查内镜,至少每 6 个月门诊复诊一次;③如有可疑病变或恶性发展趋势,应及时采取染色内镜、放大内镜、显微内镜和超声内镜检查,并适当缩短随访时间;④对于微小胃癌、小胃癌等早期胃癌,在超声内镜检查了解病变范围和深度基础上,对比较表浅(黏膜层内)和直径小于 5cm 者,可行内镜下局部黏膜切除治疗,术后继续定期随访观察;⑤门诊随访医师对临床治疗评估。门诊随访医师还需要对患者病后综合治疗进行评估,并提出生活调理、后续治疗指导意见。

4.生活调理

指导参见本章第三节的"一般治疗"项下内容。

(四)慢性胃炎并发症治疗

无。

(五)慢性胃炎药物治疗处方举例

1.慢性胃炎伴有 Hp 感染治疗方案

注:以下所述奥美拉唑可以应用兰索拉唑、泮托拉唑、埃索美拉唑、雷贝拉唑和奥美拉唑等任意一种替代之;其所述西咪替丁可应用雷尼替丁、法莫替丁、尼扎替丁和罗沙替丁等任意一种替代之。所述疗程一般为 2 周,发生耐药时,需要更换方案可适当延长至 3～4 周。

方案 1　枸橼酸铋钾 480mg,口服,1 日 2 次;

　　　　克拉霉素 500mg,口服,1 日 2 次;

　　　　替硝唑 500mg,口服,1 日 2 次;

　　　　奥美拉唑 20mg,口服,1 日 2 次,可 1 周后改为 20mg,口服,1 日 1 次。

适用范围:适用于初次发病或复发病例,幽门螺杆菌感染阳性或耐药者。

注意事项:一般在晨起和睡前服用,HP 根除率可达 90%;奥美拉唑可选用如下任何一类质子泵抑制剂取代之,总体疗效基本相当。药品不良反应,请详见药品说明。

疗程:2 周。

评价:一种高效治疗方案,但费用高。

方案 2　胶体果胶铋 200mg,口服,1 日 2 次;

　　　　甲硝唑 0.4g,口服,1 日 2 次;

　　　　阿莫西林 1.0g,口服,1 日 2 次;

　　　　奥美拉唑 20mg,口服,1 日 2 次。

适用范围:适用于初次发病或复发病例,HP 感染无耐药者。

注意事项:晨起空腹和睡前服用,奥美拉唑项可选用任何一类质子泵抑制剂取而代之,总体疗效基本相当。青霉素过敏者须慎用阿莫西林,而西咪替丁和甲硝唑有多种不良反应,请详见药品说明。

疗程:2 周;

评价:一种简单高效方案,但费用较高。

方案 3　枸橼酸铋钾 480mg,口服,1 日 2 次;

　　　　四环素 0.5g,口服,1 日 2 次;

甲硝唑 0.4g,口服,1 日 2 次;

奥美拉唑 20mg,1 日 2 次。

适用范围:适用于初次发病病例,幽门螺杆菌感染无耐药者。

注意事项:一般在晨起和睡前服用,HP 根除率可达 90%;奥美拉唑可选用如下任何一类质子泵抑制剂取代之,剂量用法参照奥美拉唑,总体疗效基本相当;药品不良反应,请详见药品说明。

疗程:2 周。

评价:一种常用较好疗效方案,费用较高。

方案 4　枸橼酸铋钾 240mg,口服,1 日 2 次;

克拉霉素 250mg,口服,1 日 2 次;

替硝唑 500mg,口服,1 日 2 次;

西咪替丁 400mg,口服,1 日 2 次;或 800mg,口服,每晚睡前 1 次。

适用范围:适用于对甲硝唑、阿莫西林和四环素耐药的病例。

注意事项:晨起和睡前服用,西咪替丁项可选用如下任何一类 H_2 受体拮抗剂取而代之。药品不良反应,请详见药品说明。

疗程:2 周。

评价:一种普通疗效方案,费用较低。

方案 5　胶体铋 240mg,口服,1 日 2 次;

甲硝唑 0.4g,口服,1 日 2 次;

阿莫西林 1.0g,口服,1 日 2 次;

西咪替丁 400mg,口服,1 日 2 次;或 800mg,口服,每晚睡前 1 次。

适用范围:适用于初次发病病例,幽门螺杆菌感染无耐药者。

注意事项:晨起空腹和睡前服用;西咪替丁项可选用如下任何一类 H_2 受体拮抗剂取而代之。药品不良反应,请详见药品说明。

疗程:2 周。

评价:疗效一般,较经济。

方案 6　枸橼酸铋钾 240mg,口服,1 日 4 次;

四环素 0.5g,口服,1 日 2 次;

甲硝唑 0.4g,口服,1 日 2 次;

西咪替丁 400mg,口服,1 日 2 次;或 800mg,口服,每晚睡前 1 次。

适用范围:适用于初次发病病例,幽门螺杆菌感染无耐药者。

注意事项:餐后和睡前服用,西咪替丁项可选用如下任何一类 H_2 受体拮抗剂取而代之。药品不良反应,请详见药品说明。

疗程:2 周。

评价:疗效一般,较经济。由于有四环素,故不推荐用于 18 岁以下儿童。

方案 7　奥美拉唑 20mg,口服,1 日 2 次;

克拉霉素 250mg,口服,1 日 2 次;

阿莫西林 1.0g,口服,1 日 2 次。

适用范围:适用于对甲硝唑和四环素耐药的病例。

注意事项:奥美拉唑与阿莫西林联用有协同作用,可提高清除 HP 的疗效;与克拉霉素合用时,两者血药浓度都上升,可增加中枢神经系统及胃肠道不良反应发生率。应注意监测血药浓度,及时调整药量。

疗程:2 周。

评价:适用于对甲硝唑和四环素耐药的病例,为一种较好疗效方案,费用较高。

方案 8　阿莫西林 1.0g,口服,1 日 2 次;

枸橼酸铋雷尼替丁 0.4g,口服,1 日 2 次;或 0.8g,口服,每晚睡前 1 次。

适用范围:适用于初次发病例,但服药次数较多,适用于依从性高的患者。

注意事项:用药期间可能会出现肝酶学指标(如氨基转移酶)异常;胃肠功能紊乱,头痛或关节痛,罕见皮肤瘙痒、皮疹等过敏反应或粒细胞减少。

疗程:连续服用 2 周,继续服用枸橼酸铋雷尼替丁至 6~8 周。

评价:为一种普通疗效方案,比较经济。

方案 9　克拉霉素 250mg,口服,1 日 2 次;

枸橼酸铋雷尼替丁 0.4g,口服,1 日 2 次;或 0.8g,口服,每晚 1 次睡前服用。

适用范围:适用于初次发病病例,为一种普通疗效方案,费用一般。

注意事项:枸橼酸铋雷尼替丁是由枸橼酸铋络合物与雷尼替丁形成的盐,应注意有急性卟啉病病史者或肌酐清除率小于 25ml/min 者,不能采用本方案。

疗程:连续服用 2 周,继续服用枸橼酸铋雷尼替丁至 6~8 周。

评价:为一种普通疗效方案,费用一般。

2.慢性胃炎无幽门螺杆菌感染治疗方案

方案 1　硫糖铝 1.0g,口服,1 日 4 次。

适用范围:适用于初次发病或轻症病例,幽门螺杆菌阴性者。

注意事项:可选用如下任何一类黏膜保护剂取而代之。枸橼酸铋钾 240mg,1 日 2 次,餐前及睡前服用,1~2 周/疗程;果胶铋 200mg,1 日 4 次,三餐前及睡前服用,1~2 周/疗程;前列腺素 200mg,口服,1 日 4 次,1~2 周/疗程。其他注意事项和不良反应请详见药品说明。

疗程:1~2 周为 1 疗程。

评价:疗效肯定,较经济。

方案 2　西咪替丁 400mg,口服,1 日 2 次,晨起和睡前服用;或 800mg,口服,每晚睡前 1 次;6~8 周/疗程。

适用范围:适用于初次发病或复发病例,幽门螺杆菌阴性者。

注意事项:可选用任何一类 H_2 受体拮抗剂取而代之,药品不良反应请详见药品说明。

疗程:连续服用 1~2 周。

评价:疗效肯定,较经济。

方案 3　奥美拉唑 20mg,口服,每日晨起 1 次空腹服。

适用范围:适用于幽门螺杆菌阴性,初次发病、复发病例或 H_2 受体拮抗剂疗效不佳者。

注意事项:可选用其他质子泵抑制剂取代之,疗效基本相当。药品不良反应,请详见药品说明。

疗程:1～2 周为 1 疗程。

评价:疗效高,费用较昂贵。

四、疗效评价与随访

(一)治愈标准

(1)症状完全消失。

(2)伴有上消化道出血者,大便潜血持续 2 次以上阴性。

(3)胃镜检查无明显急性炎症活动。

(4)幽门螺杆菌阴性。

(二)好转标准

(1)症状明显改善。

(2)幽门螺杆菌经治疗后仍为阳性者。

(3)胃镜检查无急性炎症活动。

(三)随访观察

1.病情监测

(1)门诊复诊了解患者症状缓解、治疗、疗效及药物不良反应发生情况。

(2)评估生活质量与疗效,包括消化功能状况(消化不良症状)。

(3)一般病例 1 年内镜复查一次,慢性胃炎伴有癌前疾病和癌前病变等胃癌高发危险因素的病例,需要每 3～6 个月门诊复诊一次,主要了解胃镜检查及其有无异常改变,对可疑病变,可结合内镜染色、放大内镜、荧光显微内镜和超声内镜检查,结合黏膜活检或黏膜切除后病理组织学检查,以预防和治疗早期胃癌。

2.预防复发的措施

(1)生活调理:①提倡乐观生活态度和保持健康生活方式;②加强体育锻炼,缓解精神压抑和紧张,解除应激性因素对胃黏膜的损害;③戒烟、戒酒、遵医嘱服药;④避免长期摄入粗糙和刺激性食物,或摄入过热饮料、酗酒、咸食和含有稳定剂和防腐剂的食物;⑤对伴有肠化生或异型增生者,可补充维生素 C、维生素 A、叶酸和 β 胡萝卜素等,以促使其逆转;⑥避免服用导致胃黏膜损伤的药物,如果因其他疾病需要难以避免服用此类药物,需在专科医师指导下,同时选用适当的抑酸药。

(2)长期保持无幽门螺杆菌感染:如果发现幽门螺杆菌再次感染,即使无慢性胃炎症状,也需要再次根除治疗。

3.并发症

无。

(四)预后

妥善治疗后,预后良好。

第三章　药物在神经系统疾病中的应用

第一节　面神经炎

一、概述

面神经炎也称特发性面神经麻痹或 Bell 麻痹,是最常见面神经疾病,系指茎乳孔以上面神经管内段面神经的一种急性非化脓性炎症,并由此引起周围性面瘫。年发病率23/100000,男女发病率相近,任何年龄均可发病,无明显季节性。其病因未完全阐明,由于骨性面神经管仅能容纳面神经通过,面神经一旦发生炎性水肿,必然导致面神经受压。风寒、病毒感染(如带状疱疹)及自主神经功能不稳等可引起局部神经营养血管痉挛,导致神经缺血水肿,也可为吉兰-巴雷综合征体征之一。治疗以改善局部血液循环、减轻面神经水肿、缓解神经受压、促进神经功能恢复为主。预后取决于病情的严重程度及处理是否及时适当。

二、治疗

(一)康复措施

1.理疗急性期

在茎乳孔附近可行超短波透热疗法、红外线照射或局部热敷等,以改善局部血液循环,消除神经水肿。恢复期可行碘离子透入疗法、针刺或电针治疗等。

2.康复治疗

患侧面肌稍能活动,应尽早开始功能训练和康复治疗,对着镜子皱眉、抬额、闭眼、露齿、鼓腮和吹口哨等,每日数次,每次 10～15 分钟,辅以面部肌肉按摩。

(二)一般治疗

(1)提倡乐观生活态度。

(2)避免受凉、吹风。

(3)避免过度劳累。

(三)外科治疗

适于 Bell 麻痹 2 年未恢复者,可行面神经.副神经、面神经-舌下神经或面神经-膈神经吻合术,但疗效尚难肯定,宜在严重病例适用。严重面瘫患者可行整容手术。

(四)活动

应尽早开始面肌功能训练和康复治疗,对着镜子皱眉、抬额、闭眼、露齿、鼓腮和吹口哨等,每日数次,每次 10～15 分钟,辅以面部肌肉按摩。

(五)饮食

一般饮食即可。

三、药物治疗

(一)药物治疗原则

立即采取措施改善局部血液循环,促使局部水肿、炎症的消退,以免面神经进一步受损,并进而促进面神经功能的恢复。

(二)药物选择

1.选择药物

(1)激素类药物:泼尼松、地塞米松。

(2)抗病毒药物:阿昔洛韦。

(3)改善微循环的药物:地巴唑、706 羧甲淀粉。

(4)神经营养代谢药物:维生素 B_1、维生素 B_{12}。

2.药品说明

(1)泼尼松

1)用法用量:1mg/(kg·d),顿服或分 2 次口服,连续 5 天,之后在 7～10 天内逐渐减量停药。

2)不良反应:长期大量服用引起库欣综合征,诱发神经精神症状以及消化系统溃疡、骨质疏松、生长发育受抑制、并发和加重感染。

3)注意事项:较大量服用,易引起糖尿及类库欣综合征;长期服用,较易引起精神症状及精神病,有癫症史及精神病史者最好不用。

4)药物相互作用:不可与糖皮质激素合用。

5)药理作用:抗炎、抗过敏作用强,水钠潴留副作用小。

(2)地塞米松

1)用法用量:每天 10～15mg,静脉滴注,7～10 天为一疗程。

2)不良反应:糖皮质激素在应用生理剂量替代治疗时无明显不良反应,不良反应多发生在应用药理剂量时,而且与疗程、剂量、用药种类、用法及给药途径等有密切关系。常见不良反应有以下几类。

静脉迅速给予大剂量可能发生全身性的过敏反应,包括面部、鼻黏膜、眼睑肿胀,荨麻疹,气短,胸闷,喘鸣。

长程用药可引起以下副作用:医源性库欣综合征面容和体态、体重增加、下肢浮肿、紫纹、易出血倾向、创口愈合不良、痤疮、月经紊乱、肱或股骨头缺血性坏死、骨质疏松或骨折(包括脊椎压缩性骨折、长骨病理性骨折)、肌无力、肌萎缩、低血钾综合征、胃肠道刺激(恶心、呕吐)、胰腺炎、消化性溃疡或肠穿孔、儿童生长受到抑制、青光眼、白内障、良性颅内压升高综合征、糖耐量减退和糖尿病加重。

患者可出现精神症状:欣快感、激动、不安、谵妄、定向力障碍,也可表现为抑制。精神症状尤易发生于患慢性消耗性疾病的人及以往有过精神不正常者。在用量达每日泼尼松 40mg 或更多,用药数日至 2 周即可出现。并发感染为糖皮质激素的主要不良反应。以真菌、结核菌、葡萄球菌、变形杆菌、绿脓杆菌和各种疱疹病毒感染为主。多发生在中程或长程疗法时,但亦可在短期用大剂量后出现。

下丘脑-垂体-肾上腺轴受到抑制，为激素治疗的重要并发症，其发生与制剂、剂量、疗程等因素有关。每日用泼尼松20mg以上，历时3周以上，以及出现医源性库欣综合征时，应考虑肾上腺功能已受到抑制。

糖皮质激素停药后综合征可有以下各种不同的情况：下丘脑-垂体-肾上腺功能减退，可表现为乏力、软弱、食欲减退、恶心、呕吐、血压偏低、长程治疗后此轴心功能的恢复一般需要9～12个月，功能恢复的先后依次为：下丘脑促肾上腺皮质激素释放素（CRF）分泌恢复并增多；ACTH分泌恢复并高于正常，此时肾上腺皮质激素的分泌仍偏低；氢可的松的基础分泌恢复正常、垂体ACTH的分泌由原来偏多而恢复正常；下丘脑-垂体-肾上腺皮质轴对应激的反应恢复正常；停药后原来疾病已被控制的症状重新出现。为了避免肾上腺皮质功能减退的发生及原来疾病症状的复燃，在长程激素治疗后应缓慢地逐渐减量，并由原来的一日服用数次，改为每日上午服药一次，或隔日上午服药一次；糖皮质激素停药综合征。有时患者在停药后出现头晕、昏厥倾向、腹痛或背痛、低热、食欲减退、恶心、呕吐、肌肉或关节疼痛、头疼、乏力、软弱，经仔细检查如能排除肾上腺皮质功能减退和原来疾病的复燃，则可考虑为对糖皮质激素的依赖综合征。体重增加，多毛症，痤疮，血糖及血压升高，水钠潴留，类库欣综合征。长期使用引起精神失常或错乱。本品引起精神病复发，使精神不稳定或有精神病倾向的患者病情恶化，其发生率比其他同类药品高很多，大剂量的本品能诱发癫痫发作及过敏性休克，本品的生理活性较强，长期用等效低剂量即会出现垂体前列腺轴的抑制。

3）禁忌：溃疡病、血栓性静脉炎、活动性肺结核、肠吻合手术后患者忌服或慎用。

4）注意事项：较大量服用，易引起糖尿及类库欣综合征；长期服用，较易引起精神症状及精神病，有忆病史及精神病史者最好不用；溃疡病、血栓性静脉炎、活动性肺结核、肠吻合术后患者忌用或慎用；其余注意事项，参见本类药物"应用注意事项"。

5）药物相互作用：非甾体消炎镇痛药可加强糖皮质激素的致溃疡作用。可增强对乙酰氨基酚的肝毒性。氨鲁米特能抑制肾上腺皮质功能，加速地塞米松的代谢，使其半衰期缩短2倍。与两性霉素B或碳酸酐酶抑制剂合用时，可加重低钾血症，应注意血钾和心脏功能变化，长期与碳酸酐酶抑制剂合用，易发生低血钙和骨质疏松；与蛋白质同化激素合用，可增加水肿的发生率，使痤疮加重。与制酸药合用，可减少泼尼松或地塞米松的吸收。与抗胆碱能药（如阿托品）长期合用，可致眼压增高。三环类抗抑郁药可使糖皮质激素引起的精神症状加重；与降糖药如胰岛素合用时，因可使糖尿病患者血糖升高，应适当调整降糖药剂量。甲状腺激素可使糖皮质激素的代谢清除率增加，故甲状腺激素或抗甲状腺药与糖皮质激素合用时，应适当调整后者的剂量。与避孕药或雌激素制剂合用；可加强糖皮质激素的治疗作用和不良反应。与强心苷合用，可增加洋地黄毒性及心律失常的发生。与排钾利尿药合用，可致严重低血钾，并由于水钠潴留而减弱利尿药的排钠利尿效应；与麻黄碱合用，可增强糖皮质激素的代谢清除。与免疫抑制剂合用，可增加感染的危险性，并可能诱发淋巴瘤或其他淋巴细胞增生性疾病。糖皮质激素，尤其是泼尼松龙可增加异烟肼在肝脏代谢和排泄，降低异烟肼的血药浓度和疗效；糖皮质激素可促进美西律在体内代谢，降低血药浓度。与水杨酸盐合用，可减少血浆水杨酸盐的浓度。与生长激素合用,可抑制后者的促生长作用。

6)药理作用:抗炎、抗过敏和抗毒作用较泼尼松更强,水钠潴留副作用更小,可肌内注射或静脉滴注。

（3）阿昔洛韦

1)用法用量:5mg/kg,每日 5～6 次,口服,连服 7～10 天。

2)不良反应:一时性血清肌酐升高、皮疹、荨麻疹,尚有出汗、血尿、低血压、头痛、恶心、呕吐等,静脉给药可见静脉炎。

3)禁忌:对本品过敏者禁用。

4)注意事项:注射给药,只能缓慢滴注(持续 1～2 小时),不可快速推注、肌内注射和皮下注射;对疱疹病毒性脑炎及新生儿疱疹的疗效尚未肯定;丙磺舒使本品排泄减慢。

5)药物相互作用:与齐多夫定合用可引起肾毒性,表现为深度昏睡和疲劳;与丙磺舒竞争性抑制有机酸分泌,合并用丙磺舒可使本品的排泄减慢,半衰期延长,体内药物量蓄积。

6)药理作用:抗病毒药。体外对单纯性疱疹病毒、水痘带状疱疹病毒、巨细胞病毒等具抑制作用。本品进入疱疹病毒感染的细胞后,与脱氧核苷竞争病毒胸苷激酶或细胞激酶,药物被磷酸化成活化型阿昔洛韦三磷酸酯,然后通过二种方式抑制病毒复制:干扰病毒 DNA 多聚酶,抑制病毒的复制;在 DNA 多聚酶作用下,与增长的 DNA 链结合,引起 DNA 链的延伸中断。本品对病毒有特殊的亲和力,但对哺乳动物宿主细胞毒性低。体外细胞转化测定有致癌报道,但动物实验未见致癌依据。某些动物实验显示高浓度药物可致突变,但无染色体改变的依据。本品的致癌与致突变作用尚不明确。大剂量注射可致动物睾丸萎缩和精子数减少,药物能通过胎盘,动物实验证实对胚胎无影响。

（4）地巴唑

1)用法用量:10～20mg,每日 3 次,口服。

2)不良反应:大剂量时可引起多汗、面部潮红、轻度头痛、头晕,恶心,血压下降。

3)禁忌:血管硬化者禁用。

4)注意事项:不良反应轻微,其他较少见。

5)药物相互作用:尚不明确。

6)药理作用:对血管平滑肌有直接松弛作用,使外周阻力降低而使血压下降。对胃肠平滑肌有解痉作用。

（5）维生素 B_1

1)用法用量:10～20mg,每日 3 次,口服。

2)不良反应:推荐剂量的维生素 B_1 几乎无毒性,过量使用可出现头痛、疲倦、烦躁、食欲缺乏、腹泻、浮肿。

3)禁忌:尚不明确。

4)注意事项:必须按推荐剂量服用,不可超量服用;儿童用量请咨询医师或药师;孕妇及哺乳期妇女应在医师指导下使用;如服用过量或出现严重不良反应,应立即就医;对本品过敏者禁用,过敏体质者慎用;本品性状发生改变时禁止使用;请将本品放在儿童不能接触的地方;儿童必需在成人监护下使用；如正在使用其他药品，使用本品前请咨询医师或药师。

5）药物相互作用：本品遇碱性药物如碳酸氢钠、枸橼酸钠等可发生变质；本品不宜与含鞣质的中药和食物合用；如与其他药物同时使用可能会发生药物相互作用，详情请咨询医师或药师。

6）药理作用：维生素 B_1 参与体内辅酶的形成，能维持正常糖代谢及神经、消化系统功能。摄入不足可致维生素 B_1 缺乏，严重缺乏可致"脚气病"以及周围神经炎等。

（6）维生素 B_{12}

1）用法用量：$500\mu g$，每日一次，肌内注射。

2）不良反应：肌内注射偶可引起皮疹、瘙痒、腹泻及过敏性哮喘，但发生率低，极个别有过敏性休克。

3）禁忌：尚不明确。

4）注意事项：可致过敏反应，甚至过敏性休克，不宜滥用；对恶性肿瘤患者可促进肿瘤生长；遇维生素 C，重金属盐类均能使之失效。

5）药物相互作用：氨基水杨酸、氯霉素可减弱本品的作用。

6）药理作用：本品为抗贫血药。维生素 B_{12} 参与体内甲基转换及叶酸代谢，促进 5-甲基四氢叶酸转变为四氢叶酸。缺乏时，导致 DNA 合成障碍，影响红细胞的成熟。本品还促使甲基丙二酸转变为琥珀酸，参与三羧酸循环。此作用关系到神经髓鞘脂类的合成及维持有髓神经纤维功能完整，维生素 B_{12} 缺乏症的神经损害可能与此有关。

（三）面神经炎的预防与治疗

避免受凉、吹风，避免过多劳累。如复发则治疗同前所述。

（四）面神经炎并发症治疗

眼部并发症：患者不能闭眼、瞬目，使角膜长期暴露，易发生感染，可戴眼罩防护，用左氧氟沙星眼药水及重组牛碱性成纤维细胞生长因子滴眼液等预防感染和保护眼角膜。预防眼部并发症可戴眼罩防护，用左氧氟沙星眼药水及重组牛碱性成纤维细胞生长因子滴眼液等预防感染和保护眼角膜。

（五）面神经炎及其并发症治疗处方举例

1.激素治疗方案

方案泼尼松片 30mg，口服，每日 1 次。

适用范围：用于面神经炎的初次发病或复发病例。

注意事项：泼尼松 30mg，口服，每日 1 次连续 5 天，之后在 7～10 天内逐渐减量。糖尿病、高血压、骨质疏松症及肝、肾功能不全、甲状腺功能低下患者慎用；儿童及老年患者应用需密切观察。

疗程：2 周。

评价：对于面神经炎初次发病或复发病例普遍适用，费用易于承受。

2.抗病毒治疗方案

方案阿昔洛韦片 5mg/kg，口服，5～6 天。

适用范围:用于带状疱疹感染引起的 Hunt 综合征。

注意事项:肝、肾功能不全者慎用。

疗程:7～10 天。

评价:此方案费用易于承受。

3.改善微循环治疗方案

方案的巴唑片 10～20mg,口服,每天 3 次。

适用范围:适用于面神经炎的初次发病或复发病例。

注意事项:无。

疗程:7～14 天。

评价:对于面神经炎初次发病或复发病例普遍适用,费用易于承受。

4.神经营养治疗方案

方案维生素 B_1 片 10～20mg,每天 3 次,口服。维生素 B_{12} 注射液 $500\mu g$,每日 1 次,肌内注射。

适用范围:用于面神经炎的初次发病或复发病例。

注意事项:无。

疗程:7～14 天。

评价:对于面神经炎初次发病或复发病例普遍适用,费用易于承受。

四、疗效评价及随访

(一)治愈标准

临床症状消失,眼睑闭合良好,面肌功能恢复正常。

(二)好转标准

临床症状改善,遗有不同程度的面肌功能障碍。

(三)随访观察

1.病情监测

门诊复诊了解患者症状缓解、表情肌运动功能恢复情况、并发症发生及药物不良反应发生情况;检查面神经传导速度判定预后。

2.预防复发的措施

避免受凉、吹风,避免过多劳累。

3.并发症

(1)临床医师在治疗本病及其并发症时,须向患者交代患者疾病及其治疗药物不良反应等信息。如糖皮质激素长程使用可引起水钠潴留、糖耐量减退和糖尿病加重等不良反应,故高血压、糖尿病、心肌梗死等患者应慎用。

(2)部分患者可出现面肌痉挛等并发症。

4.预后

约 80% 的本病患者可在数周或 1～2 个月内恢复,味觉常先于运动功能恢复,1 周内味觉恢复提示预后良好,表情肌运动功能恢复则预后很好。不完全性面瘫 1～2 个月可望恢复或痉愈,年轻患者预后好。轻度面瘫无论治疗与否,痊愈率达 92% 以上。老年患者发病时伴乳突疼痛,合并糖尿病、高血压、动脉硬化、心绞痛或心肌梗死者预后较差。病后 10 日面神经出现失神经电位通常需 3 个月恢复。完全性面瘫病后 1 周检查面神经传导速度可判定预后,患侧诱发动作电位 M 波幅为健侧 30% 或以上可望 2 个月内恢复;如为 10%～30% 需 2～8 个月恢复,可出现并发症;如 10% 或以下需 6～12 个月恢复,可伴面肌痉挛等并发症。

第二节　帕金森病

一、概述

帕金森病(PD),又名帕金森病,是一种常见的中老年神经系统变性疾病。主要病变是黑质、蓝斑及迷走神经背核等处色素细胞变性坏死,多巴胺递质生成障碍,导致多巴胺能与胆碱能系统不平衡。临床呈缓慢进展性,以静止性震颤、运动迟缓、肌强直及姿势步态异常为主要特征。65 岁以上人群患病率 1000/10 万,随年龄增高,男性稍多于女性。

随着人口的老龄化,其发病率呈逐年上升趋势,给家庭和社会都造成了负面影响。从 1817 年 Parkinson 首次描述帕金森病至今,对帕金森病的认识已将近 200 年。最近的 30 余年,尤其是近十多年,无论是对帕金森病发病机制的认识,还是对治疗手段的探索,都有了长足的进步。

二、治疗

(一)康复措施

对患者进行语言、进食、行走及各种日常生活训练和指导,可以改善生活质量评分。晚期卧床患者应加强护理,减少并发症发生。康复训练包括语音、语调训练,面肌训练,手部、四肢及躯干锻炼,松弛呼吸肌锻炼,步态及平衡锻炼,姿势恢复锻炼等。

1.专业护理人员的参与

临床试验表明,专业护理人员的参与与一般护理相比较,可以提高帕金森病患者的生活质量评分,并不能改善帕金森病患者远期的运动功能。

我们发现了两项临床试验,第一项临床试验证明专业护理人员的参与比一般护理能提高帕金森病患者的自我生活质量的评分,但在功能、健康相关生活质量评分方面没有差异。第二项临床试验表明更频繁的护理人员与患者的接触与一般接触对患者心理状态的影响没有差异。

2.语言训练

从临床的角度,进行语言训练对患者还是有好处的,需要更大型的临床试验来证实。

3.作业训练

虽然有两个临床试验表明作业训练对帕金森病患者有益,但其患者数少,方法学有一定偏倚,需要进一步的试验证据。

4.步态、姿势训练

虽然有临床试验表明步态、姿势训练对帕金森病患者有益,但其患者数少,方法学有一定偏倚,需要进一步的试验证据。

(二)一般治疗

(1)提倡乐观生活态度,争取家属配合,鼓励患者多自主运动。

(2)适当的理疗(按摩、水疗等)。

(3)避免接触杀虫剂、除草剂等工业化学品。

(三)外科治疗

早期药物治疗显效,而长期治疗疗效明显减退,同时出现异动症者并药物治疗难以改善者可考虑手术治疗。需强调的是手术仅是改善症状,而不能根治疾病,术后仍需应用药物治疗,但可减少剂量。手术须严格掌握适应证,非原发性帕金森病的帕金森叠加综合征患者是手术的禁忌证。对处于早期帕金森病、药物治疗显效的患者,不宜手术治疗。手术对肢体震颤和(或)肌强直有较好疗效,但对躯体性中轴症状,如姿势步态异常、平衡障碍无明显疗效。

(四)活动

进行适度的活动和体育锻炼(关节活动、步行、平衡及语言锻炼,面部表情肌操练等);避免快速运动。

(五)饮食

加强营养支持,进餐时间与服用左旋多巴的时间错开,避免饮食(含蛋白质)对左旋多巴吸收及通过血-脑脊液屏障的影响,避免服用含维生素 B_2 的药品或食物。

(六)神经保护治疗

保护性治疗的目的是延缓疾病的发展,减少多巴胺神经元继续死亡。原则上,帕金森病一旦被诊断就应及早进行保护性治疗。目前临床上尝试过多种保护性治疗的药物,但其是否具有神经保护作用仍然悬而未决。

最近的循证医学证据表明:可考虑左旋多巴作为帕金森病发病最初 9 个月的初始治疗,因该药安全且不加速疾病进展(B 级)。尚无证据支持可以更长时间地应用左旋多巴作为神经保护治疗(U 级)。不再考虑应用维生素 E 2000U 作为帕金森病的神经保护治疗(B 级)。尚无足够证据支持或反对利鲁唑(U 级)、辅酶 Q100(U 级)、普拉克索(U 级)、罗匹尼罗(U 级)、雷沙吉兰(U 级)、苯海索(U 级)、思吉宁(U 级)或丘脑损毁术(U 级)用于神经保护治疗。但部分实验室和临床研究结果表明普拉克索、罗匹尼罗、雷沙吉兰可能具有延缓病情进展的作用,但尚需进一步临床实验和循证医学证据。

三、药物治疗

(一)药物治疗原则

药物治疗是首选且是主要的治疗手段,目前应用的治疗手段,无论药物或手术,只能改善症状,不能阻止病情的发展,更无法治愈。因此,治疗不能仅顾及眼前,而不考虑将来。治疗原则主要包括:

1.何时开始用药

对于已明确诊断为帕金森病的患者,一旦临床症状影响工作和(或)日常生活能力即应开始单药治疗。

2.用药剂量

应坚持"剂量滴定""细水长流、不求全效"的用药原则;用药剂量应以"最小剂量达到满意效果";强调个体化特点。

3.药物选择

帕金森病的患者用药都是终生用药,所以不同患者的用药选择不仅要考虑病情特点,而且要考虑患者的年龄、就业状况、经济承受能力等因素。药物治疗的目标是延缓疾病进展、控制症状,并尽可能延长症状控制的年限,同时尽量减少药物的副作用和并发症。

（二）药物选择

（1）抗胆碱能药:苯海索、丙环定、甲磺酸苯扎托品、东莨菪碱、环戊丙醇和比哌痒立登。

（2）金刚烷胺。

（3）复方左旋多巴:多巴丝肼片、卡比多巴-左旋多巴。

（4）多巴胺受体激动剂:国内已上市的药物:溴隐亭、培高利特、吡贝地尔缓释片。

国内新上市的药物:普拉克索。

国内尚未上市的药物:卡麦角林;罗替戈汀;麦角乙脲;阿扑吗啡。

（5）MAO-B 抑制剂:国内已上市的药物:司来吉兰。

国内尚未上市的药物:拉扎贝胺、雷沙吉兰。

（6）COMT 抑制剂:恩托卡朋、托卡朋。

（三）帕金森病的预防

无。

（四）帕金森病并发症治疗

1.运动并发症的治疗

运动并发症(症状波动和异动症)是晚期患者在治疗中最棘手的不良反应,治疗包括药物剂量、用法等药物治疗方案调整和手术治疗(主要是脑深部电刺激术)。

（1）症状波动的治疗:症状波动包括剂末现象、延迟"开"或无"开"反应、不可预测的"关期"发作。应用复方左旋多巴的同时,首选增加半衰期长的多巴胺受体激动剂,或增加 COMT 抑制剂,或增加 MAO-B 抑制剂;维持总剂量不变,增加左旋多巴的次数,减少每次服药剂量;改用控释片或缓释剂以延长左旋多巴的作用时间,但剂量要增加 20%～30%;改用左旋多巴水溶剂型;避免饮食(含蛋白质)对左旋多巴吸收及通过血-脑脊液屏障的影响;餐前 1 小时或餐后 1.5 小时服用,减少全天蛋白摄入量或重新分配蛋白饮食;严重"关期"患者可采用皮下注射阿扑吗啡持续性 DA 能刺激,即微泵持续给予左旋多巴或多巴胺受体激动剂,目前主要用于研究。

（2）异动症的治疗:异动症包括剂峰异动症、双向异动症和肌张力障碍。减少左旋多巴的每次用量,增加服用次数;若左旋多巴单药治疗,可加用多巴胺受体激动剂,并逐渐减少左旋多巴剂量;也可加用 COMT 抑制剂,逐渐减少左旋多巴用量,需注意加药后的头一两天异动症会加重;停用控释片,避免累积效应;应用水溶性制剂;持续输注多巴胺受体激动剂或左旋多巴,目前主要用于研究;加用金刚烷胺;非典型镇静药和各种作用于基底节非 DA 能的药物,目前处于研究阶段。

2.非运动症状

帕金森病的非运动症状包括神经精神障碍、自主神经功能紊乱、摔跤和睡眠障碍等。对它们的治疗必须遵循一定的原则。

(1)神经精神障碍的治疗:出现精神症状时,先停用最后应用的药物或首先考虑依次逐减或停用如下抗帕金森病药物,抗胆碱能药、金刚烷胺、司来吉兰、多巴胺受体激动剂。若采取以上措施患者仍有症状,则将左旋多巴逐步减量。如果药物调整效果不理想或必须以加重帕金森病症状为代价,就要考虑对症下药:认知障碍和痴呆:胆碱酯酶抑制剂,如石杉碱甲、多奈哌齐、利伐斯明或加兰他敏;幻觉和谵妄:氯氮平、喹硫平等,因可能有骨髓抑制作用,应定时做血常规检查;抑郁:选择性 5.羟色胺再摄取抑制剂(SSRI);易激惹状态:劳拉西泮和地西泮。

(2)自主神经功能障碍的治疗:最常见的自主神经功能障碍包括便秘、泌尿障碍和位置性低血压等;便秘:增加饮水量和高纤维含量的食物,停用抗胆碱能药,乳果糖、龙荟丸、大黄片、番泻叶等治疗有效;泌尿障碍:减少晚餐后的摄水量,也可试用奥昔布宁、溴丙胺太林、托特罗定和莨菪碱等外周抗胆碱能药;位置性低血压:增加盐和水的摄入量,睡眠时抬高头位、不要平躺,穿弹力裤,不要快速地从卧位起来,肾上腺素能激动剂米多君治疗有效,教育患者和家属认识到食物、高温和用力会降低血压。

(3)姿势反射障碍、冻结和慌张步态的治疗:姿势反射障碍、冻结和慌张步态是帕金森病患者摔跤的最常见原因,目前缺乏有效的治疗措施。姿势反射障碍:容易在变换体位,如转身、起身和弯腰时发生,关键是做好预防工作;冻结和慌张步态:药物治疗通常无效,调整左旋多巴或多巴胺受体激动剂剂量偶尔会有效,教育患者主动进行调整重心、摇摆身体走路、踏步走、大步走、听口令、听音乐或拍拍子行走以及跨越物体(真实的或假想的)等锻炼,必要时使用拐杖、三脚架甚至轮椅,做好防护。

(4)睡眠障碍的治疗:睡眠障碍主要包括失眠、不安腿综合征(RLS)和周期性肢体运动病(PLMS)。失眠如果与夜间的帕金森病症状相关,加用左旋多巴控释片、多巴胺受体激动剂或COMT 抑制剂会有效。但如果是异动症引起的,需将睡前服用的抗帕金森病药物减量。如果患者正在服用司来吉兰或金刚烷胺,考虑减量或停用。特发性失眠患者可以选用短效的镇静安眠药。多数患者多巴胺受体激动剂治疗 RLS 和 PLMS 有效,增加睡前左旋多巴控释片的剂量也可奏效。其他治疗包括服用小剂量氯硝西泮。

3.晚期帕金森病治疗

主要为并发的症治疗,晚期帕金森病的临床表现极其复杂,其中有药物的不良反应,也有疾病本身进展因素参与。在此不得不重申的是,由于对晚期帕金森病治疗应对乏术,早期治疗对策尤显重要,临床医师应该在治疗初期即考虑长远效果,以免"亡羊补牢"。晚期帕金森病患者的治疗,一方面继续力求改善运动症状,另一方面处理一些可能产生的运动并发症和非运动症状。

方案1 左旋多巴联合应用多巴胺受体激动剂,或增加 COMT 抑制剂,或增加 MAO-B抑制剂。

适用范围:出现运动并发症中症状波动时。

注意事项:开始使用联合用药时,需要逐渐减少左旋多巴的用量,调整至最佳配比。

疗程:终身服药。

评价:已有临床证据表明,恩托卡朋缩短"关"期的效果最确切,应作为首选。多巴胺受体激动剂也可以用于缩短"关"期的治疗,但由于培高利特的长期副作用不作为首选,建议选择非麦角类多巴胺受体激动剂如普拉克索。卡比多巴-左旋多巴以及溴隐亭可能不能用于缩短患者"关"期。

方案2　维持左旋多巴总剂量不变,增加左旋多巴的次数,减少每次服药剂量;改用左旋多巴控释片或缓释剂以延长左旋多巴的作用时间,但剂量要增加20%~30%。

适用范围:出现运动并发症中症状波动时,或出现异动症时。

注意事项:改用左旋多巴控释片或缓释剂时需逐渐增加左旋多巴的剂量,逐渐调整至最佳效果。

疗程:终身服药。

评价:动态调整左旋多巴的总剂量、每次服用剂量、服用次数或改用控释片或缓释剂都是为了获得更稳定的药物浓度,减少药物浓度的波动,以期获得更稳定的药效和减少副作用,这一工作需贯彻于帕金森病治疗的总过程中。

方案3　首先考虑依次逐减或停用如下抗帕金森病药物,抗胆碱能药、金刚烷胺、司来吉兰、多巴胺受体激动剂。若采取以上措施患者仍有症状,则将左旋多巴逐步减量。如果药物调整效果不理想或必须以加重帕金森病症状为代价,就要考虑对症处理。

适用范围:出现非运动症状中神经精神障碍的治疗。

注意事项:对于轻症的神经精神障碍,患者大多可以耐受,可以不做处理。如影响正常生活和工作时,先逐渐减少帕金森病药物用量,或进行对症处理。对于出现认知功能障碍的患者,可以早期就进行对症药物治疗。

疗程:终身服药。

评价:由于减少帕金森病药物或加用抗精神症状药物可能加重帕金森病患者的运动障碍的病情,所以首先推荐使用非药物方法,如心理治疗等。如果不得不进行药物处理,则尽量在改善患者精神状态和运动障碍中寻求最佳平衡点。

方案4　加用左旋多巴控释片、多巴胺受体激动剂或COMT抑制剂;或将睡前服用的抗帕金森病药物减量。如果患者正在服用司来吉兰或金刚烷胺,考虑减量或停用。或对症处理。

适用范围:出现睡眠障碍时。

注意事项:睡眠障碍可能由于晚间帕金森病药物的副作用造成,需减少晚间帕金森病药物用量或改变服药时间;也可能是由于帕金森病的夜间症状有关,则需加用帕金森病药物。对症使用镇静安眠药物时最好选用短效药物。

疗程:终身服药。

评价:应首先分析睡眠障碍的原因,再行相应的药物处理。

4.保护性治疗

保护性治疗的目的是延缓疾病的发展,减少多巴胺神经元继续死亡。原则上,帕金森病一且被诊断就应及早进行保护性治疗。目前临床上尝试过多种保护性治疗的药物,现根据循证医学证据,仅认为左旋多巴作为帕金森病发病最初 9 个月的初始治疗,因该药安全且不加速疾病进展(B 级)。尚无足够证据支持或反对其他药物可用于神经保护治疗。

(五)帕金森病及其并发症治疗处方举例

1.早期帕金森病治疗

方案 1　普拉克索片 0.125mg,口服,每日 3 次。

适用范围:老年前期(<65 岁)患者,且不伴认知障碍。

注意事项:根据患者情况逐渐加量,剂量个体化。5 年后运动障碍发生率较左旋多巴组降低,但是幻觉、下肢水肿、嗜睡的发生率升高。

疗程:终身服药。

评价:左旋多巴单药治疗对帕金森病患者症状的改善优于多种多巴胺受体激动药,但长期使用左旋多巴引起严重的运动并发症是该药治疗帕金森病的一大缺憾。多巴胺受体激动药产生的运动并发症较轻,发生时间较晚,目前推荐年轻、早期帕金森病患者首选多巴胺受体激动药。近期的研究发现培高利特可以引起心脏瓣膜损伤,因此非麦角类(如普拉克索等)成为一线推荐用药。

方案 2　司来吉兰片 2.5～5mg,口服,每日 2 次。

适用范围:老年前期(<65 岁)患者,且不伴认知障碍。

注意事项:司来吉兰应早、中午服用,勿在傍晚应用,以免引起失眠。另外根据患者情况逐渐加量,剂量个体化。

疗程:终身服药。

评价:目前有一项系统回顾研究对帕金森病早期使用 MAO-BIs 和安慰剂进行了比较,司来吉兰使用三个月即可降低统一帕金森病评定量表评分及运动损伤。但有一项 RCT 研究报道司来吉兰组死亡率有所增加,但是在其他研究中未能得到进一步证实。司来吉兰可以明显减少运动波动的发生。

方案 3　苯海索片 1～2mg,口服,每日 3 次。

适用范围:老年前期(<65 岁)患者,且不伴认知障碍。震颤明显者适用。

注意事项:根据患者情况逐渐加量,剂量个体化。老年男性患者因容易出现排尿困难而应避免使用,必需使用时应注意减量。

疗程:终身服药。

评价:对震颤明显者效果较好,便宜,但长期作用较差。

方案 4　金刚烷胺片 50～100mg,口服,每日 2 次。

适用范围:老年前期(<65 岁)患者,且不伴认知障碍。

注意事项:金刚烷胺每日总剂量不要超过 200mg,末次应在下午 4 时前服用。根据患者情况逐渐加量,剂量个体化。

疗程:终身服药。

评价:长期服药效果较弱。

方案 5　多巴丝肼片 62.5～125mg，口服，每日 2～3 次。

适用范围：一般在方案 1、方案 2、方案 3、方案 4 治疗效果不佳时可加用。但在某些患者，如老年患者，出现认知功能减退，或因特殊工作之需，需要显著改善运动症状，复方左旋多巴也可作为首选。

注意事项：多巴丝肼片初始用量 62.5～125mg，2～3 次/天，根据病情而渐增剂量至疗效满意和不出现不良反应为止，一般维持剂量以左旋多巴 300～600mg/d 为宜，餐前 1 小时或餐后 1.5 小时服药。根据患者情况逐渐加量，剂量个体化。

疗程：终身服药。

评价：左旋多巴依然是目前帕金森病治疗的主要治疗药物。左旋多巴和多巴胺受体激动剂相比，左旋多巴对帕金森病的所有阶段皆有效，疗效优于其他药物，但是长期使用会引起不可逆的运动障碍，在帕金森病早期更推荐使用长期副作用较少的药物，如普拉克索等，但在帕金森病中后期治疗中，左旋多巴是所有方案的核心环节。

2.中期帕金森病治疗

主要使用联合用药方案，目的是增强疗效，减少左旋多巴引起的运动副作用的发生。

方案 1　多巴丝肼片 125～250mg＋恩托卡朋片 100～200mg，口服，每日 3～4 次。

或：卡比多巴-左旋多巴片 125～250mg＋恩托卡朋片 100～200mg，口服，每日 3～4 次。

或：多巴丝肼片 125～250mg，口服，每日 3～4 次。

＋托卡朋片 100～200mg，口服，每日 2～3 次。

或：卡比多巴-左旋多巴片 125～250mg，口服，每日 3～4 次。

＋托卡朋片 100～200mg，口服，每日 2～3 次。

适用范围：单独使用复方左旋多巴控制症状剂量较大，或出现运动并发症时。

注意事项：根据患者情况逐渐加量，剂量个体化，动态调整左旋多巴和 COMT 抑制剂的剂量，初始加用 COMT 抑制剂时，需逐渐将左旋多巴减量。COMT 抑制剂必须与左旋多巴同服。

疗程：终身服药。

评价：加用 COMT 抑制剂后，可以减少左旋多巴的用量，减少运动并发症的产生。

方案 2　多巴丝肼片 125～250mg，口服，每日 3～4 次。

＋普拉克索片 0.125～0.5mg，口服，每日 3 次。

或：卡比多巴-左旋多巴片 125～250mg，口服，每日 3～4 次。

＋吡贝地尔缓释片 50～100mg，口服，每日 1～2 次。

或：多巴丝肼片 125～250mg，口服，每日 3～4 次。

＋吡贝地尔缓释片 50～100mg，口服，每日 1～2 次。

或：卡比多巴-左旋多巴片 125～250mg，口服，每日 3～4 次。

＋普拉克索片 0.125～0.5mg，口服，每日 3 次。

适用范围：单独使用复方左旋多巴控制症状剂量较大，或出现运动并发症时。

注意事项:根据患者情况逐渐加量,剂量个体化,动态调整左旋多巴和多巴胺受体激动剂的剂量,初始加用多巴胺受体激动剂时,需逐渐将左旋多巴减量。

疗程:终身服药。

评价:加用多巴胺受体激动剂后,可以减少左旋多巴的用量,减少运动并发症的产生。

方案3　多巴丝肼片 125～250mg,口服,每日 3～4 次。

　　　　＋司来吉兰片 2.5～5mg,口服,每日 2 次。

　　　　或:卡比多巴-左旋多巴片 125～250mg,口服,每日 3～4 次。

　　　　＋司来吉兰片 2.5～5mg,口服,每日 2 次。

适用范围:单独使用复方左旋多巴控制症状剂量较大,或出现运动并发症时。

注意事项:根据患者情况逐渐加量,剂量个体化,动态调整左旋多巴和 MAO-B 抑制剂的剂量,初始加用 MAO-B 抑制剂时,需逐渐将左旋多巴减量。

疗程:终身服药。

评价:加用 MAO-B 抑制剂后,可以减少左旋多巴的用量,减少运动并发症的产生。

方案4　多巴丝肼片 125～250mg,口服,每日 3～4 次。

　　　　＋苯海索片 1～2mg,口服,每日 3 次。

　　　　或:卡比多巴-左旋多巴片 125～250mg,口服,每日 3～4 次。

　　　　＋苯海索片 1～2mg,口服,每日 3 次。

适用范围:单独使用复方左旋多巴控制症状剂量较大,或出现运动并发症时。注意事项:一般不用此方案。尤其老年男性患者尽可能不用苯海索,除非是有严重震颤并明显影响日常生活能力的患者。

疗程:终身服药。

评价:加用苯海索后,可以减少左旋多巴的用量,增强震颤的治疗效果。

3.晚期帕金森病治疗

注:晚期 PD 的治疗主要是动态调整左旋多巴的用药方案,所以无法用一个标准处方的形式表达,所以下面只列出了认知和精神症状的对症用药,这里列出的药物已经不是 PD 的药物了。

方案1　多奈哌齐片 5～10mg,口服,每日 1 次。

适用范围:出现认知障碍和痴呆时。

注意事项:对于出现认知功能障碍的患者,可以早期就进行对症药物治疗。

疗程:终身服药。

评价:晚期 PD 患者大多会出现认知功能障碍,严重的认知功能障碍不仅会加重患者的运动障碍,也为护理、药物治疗、康复训练带来困难,所以支持早期就开始对症药物治疗。

方案2　氯氮平片 50mg,口服,每日 2 次。逐渐加量,最大剂量为每日450～600mg;

　　　　或:利培酮片 1mg,口服,每日 1～2 次。逐渐加量,最大剂量为每日 6～10mg;

　　　　或:奥氮平片 5mg,口服,每日 1 次。逐渐加量,最大剂量为每日 15～20mg。

适用范围:出现幻觉和谵妄的治疗。

注意事项:用药时氯氮平、利培酮、奥氮平都应逐渐加量,其中氯氮平最大剂量为每日

450～600mg、利培酮最大剂量每日 6～10mg、奥氮平最大剂量每日 15～20mg；对于轻症的神经精神障碍，患者大多可以耐受，可以不做处理。如影响正常生活和工作时，先逐渐减少帕金森病药物用量，或进行对症处理。

疗程：终身服药。

评价：由于减少帕金森病药物或加用抗精神症状药物可能加重帕金森病患者的运动障碍的病情，所以首先推荐使用非药物方法，如心理治疗等。如果不得不进行药物处理，则尽量在改善患者精神状态和运动障碍中寻求最佳平衡点。

方案3　氟西汀胶囊 20mg，口服，每日 1 次。

　　　　或：帕罗西汀片 20mg，口服，每日 1 次。

　　　　或：舍曲林片 20mg，口服，每日 1 次。

　　　　或：西酞普兰片 20mg，口服，每日 1 次。

适用范围：出现抑郁的治疗。

注意事项：对于轻症的神经精神障碍，患者大多可以耐受，可以不做处理。如影响正常生活和工作时，先逐渐减少帕金森病药物用量，或进行对症处理。

疗程：终身服药。

评价：由于减少帕金森病药物或加用抗精神症状药物可能加重帕金森病患者的运动障碍的病情，所以首先推荐使用非药物方法，如心理治疗等。如果不得不进行药物处理，则尽量在改善患者精神状态和运动障碍中寻求最佳平衡点。

方案4　劳拉西泮片 1mg，口服，每日 1～2 次。

　　　　或：地西泮片 2.5mg，口服，每日 1～2 次。

适用范围：出现易激惹状态的治疗。

注意事项：对于轻症的神经精神障碍，患者大多可以耐受，可以不做处理。如影响正常生活和工作时，先逐渐减少帕金森病药物用量，或进行对症处理。对于出现认知功能障碍的患者，可以早期就进行对症药物治疗。

疗程：终身服药。

评价：由于减少帕金森病药物或加用抗精神症状药物可能加重帕金森病患者的运动障碍的病情，所以首先推荐使用非药物方法，如心理治疗等。如果不得不进行药物处理，则尽量在改善患者精神状态和运动障碍中寻求最佳平衡点。

四、疗效评价及随访

（一）治愈标准

帕金森病目前尚无根治办法，不能治愈。

（二）好转标准

以患者主观症状好转为标准。

（三）随访观察

1.病情监测

注意自身症状的检测、由于患者行动迟缓，应避免快速运动，避免服用含维生素 B_6 的药品或食物。

2.预防复发的措施

尚不明确,避免接触杀虫剂等化学品、避免吸食毒品可能减少发病概率。

3.并发症

运动并发症(症状波动和异动症)是晚期患者在治疗中最棘手的不良反应,治疗包括药物剂量、用法等治疗方案调整和手术治疗(主要是脑深部电刺激术)。

(1)症状波动的治疗:症状波动包括剂末现象、延迟"开"或无"开"反应、不可预测的"关期"发作。

1)应用复方左旋多巴的同时,首选增加半衰期长的多巴胺受体激动剂,或增加 COMT 抑制剂,或增加 MAO-B 抑制剂。

2)维持总剂量不变,增加左旋多巴的次数,减少每次服药剂量。

3)改用控释片或缓释剂以延长左旋多巴的作用时间,但剂量要增加 20%～30%。

4)改用左旋多巴水溶剂型。

5)避免饮食(含蛋白质)对左旋多巴吸收及通过血-脑脊液屏障的影响:餐前 1 小时或餐后1.5 小时服用,减少全天蛋白摄入量或重新分配蛋白饮食。

6)严重"关期"患者可采用皮下注射阿扑吗啡。

7)持续性 DA 能刺激,即微泵持续给予左旋多巴或多巴胺受体激动,目前主要用于研究。

8)手术治疗。

(2)异动症的治疗:异动症包括剂峰异动症、双向异动症和肌张力障碍。其治疗首先考虑减少左旋多巴的用量。如果患者是左旋多巴单药治疗,那么先考虑合用多巴胺受体激动剂,并逐渐减少左旋多巴剂量;也可加用 COMT 抑制剂,但要注意加药后的头一两天异动症会加重,这时需要减少左旋多巴的用量。如果患者对左旋多巴的剂量很敏感,可以考虑应用水溶性制剂。最好停用控释片,避免累积效应。已有研究显示持续输注多巴胺受体激动剂或左旋多巴可以同时改善异动症和症状波动,现正在试验口服制剂是否能达到同样效果。其他抗异动症的药物也在研究之中,文献报道金刚烷胺有抗异动症的效果。非典型镇静药和各种作用于基底节非 DA 能的药物也正在研发之中。手术治疗是最后的考虑。

(四)预后

帕金森病是一种慢性进行性疾病,目前的治疗还主要局限于改善症状性治疗,尚没有肯定有效的方法逆转病情发展,疾病晚期由于肌强直、僵硬而卧床不起,最终多因其他系统并发症(如肺炎、营养吸收障碍等)死亡。

第三节　蛛网膜下隙出血

一、概述

蛛网膜下隙出血(SAH)是指血液流入蛛网膜下隙的一种临床综合征,分原发性和继发性两种。原发性蛛网膜下隙出血是由于大脑表面和脑底的血管破裂出血,血液直接流入蛛网膜下隙所致。年轻人先天性颅内动脉瘤是常见的病因,而老年人则以高血压脑动脉粥样硬化最常见。发病突然,可有情绪激动。用力、排便、咳嗽等为诱因。治疗以防脑血管痉挛、再出血及病因治疗为主。绝大多数可以临床治愈,预后良好。

二、治疗

(一)康复措施

所有患者均需住院治疗。

(二)一般治疗

(1)就地诊治,绝对卧床休息 4 周,减少探视,避免声光刺激,避免引起血压及颅内压增高等。如果 DSA 检查证实不是颅内动脉瘤引起的,或者颅内动脉瘤已行手术夹闭或介入栓塞术,没有再出血危险的可以适当缩短卧床时间。

(2)用缓泻剂或开塞露等保持大便通畅。

(3)剧烈头痛,可用止痛剂和镇痛剂。禁用抗凝血剂。注意慎用阿司匹林等可能影响凝血功能的非甾体类消炎镇痛药物或吗啡、哌替啶等可能影响呼吸功能的药物。痫性发作时可以短期采用抗癫痫药物如地西泮、卡马西平或者丙戊酸钠。

(4)给予高纤维、高能量饮食,维持体液平衡及营养,避免脑缺血。意识障碍者可予鼻胃管,小心鼻饲慎防窒息和吸入性肺炎。适当补液补钠、调整饮食和静脉补液中晶体胶体的比例可以有效预防低钠血症。低钾血症也较常见,及时纠正可以避免引起或加重心律失常。

(5)可予抗惊厥剂以预防癫痫发作引起再出血,脑水肿者可用脱水剂。对血管疾病、血液病、心脏疾病等应进行相应治疗。

(6)昏迷患者留置导尿管,按时冲洗,注意预防尿路感染。

(7)采取勤翻身、肢体被动活动、气垫床等措施预防压疮、肺不张和深静脉血栓形成等并发症。

(三)外科治疗

1.脑脊液置换治疗

SAH 患者出现急性脑积水、剧烈头痛,可考虑腰椎穿刺放脑脊液,每次缓慢放液 10～20ml,每周 2 次,可降低颅内压,减轻头痛。但需注意诱发脑疝、颅内感染、再出血的危险性。一旦发生急性脑积水,则需要进行脑室引流。

2.脑室穿刺 CSF 外引流术

CSF 外引流术适用于 SAH 后脑室积血扩张或形成铸型出现急性脑积水经内科治疗后症状仍进行性加剧,有意识障碍者;或患者年老、心、肺、肾等内脏严重功能障碍,不能耐受开颅手术者。紧急脑室穿刺外引流术可以降低颅内压、改善脑脊液循环,减少梗阻性脑积水和脑血管痉挛的发生,可使 50%～80% 的患者临床症状改善,引流术后尽快夹闭动脉瘤。CSF 外引流术可与 CSF 置换术联合应用。

3.病变血管的处理

(1)血管内介入治疗:介入治疗无须开颅和全身麻醉,对循环影响小,近年来已经广泛应用于颅内动脉瘤治疗。术前须控制血压,使用尼莫地平预防血管痉挛,行 DSA 检查确定动脉瘤部位及大小形态,选择栓塞材料行瘤体栓塞或者载瘤动脉的闭塞术。颅内动静脉畸形(AVM)有适应证者也可以采用介入治疗闭塞病变动脉。

(2)外科手术:需要综合考虑动脉瘤的复杂性、手术难易程度、患者临床情况的分级等以决定手术时机。临床状况良好(Hunt&Hess 分级Ⅰ、Ⅱ、Ⅲ级)的患者应尽早手术(最好发病后 3 天内或 3 周后)。Hunt&Hess 分级Ⅳ、Ⅴ级患者经药物保守治疗情况好转后可行延迟性手术。对 AVM 反复出血、年轻患者、病变范围局限的患者首选显微手术切除。

三、药物治疗

(一)药物治疗原则

治疗总原则是缓解患者症状,预防再出血、脑血管痉挛、正压性脑积水等并发症发生。

1.抗纤溶治疗原则

为了防止动脉瘤周围的血块溶解引起再度出血,可用抗纤维蛋白溶解剂,以抑制纤维蛋白溶解原的形成。

2.防治脑血管痉挛治疗原则

脑血管痉挛是在 SAH 后,颅底容量大血管迟发性收缩,常在血管造影或脑血流上表现为受累血管远端区域的灌注减少。造影上血管痉挛有典型的短暂过程,出血后 3～5 天开始,5～14 天狭窄到最大,2～4 周后逐渐恢复。约半数病例血管痉挛表现为迟发性神经系统缺损,可缓解或发展为脑梗死。15%～20%的患者标准治疗后发生脑卒中或死于血管痉挛。抗血管痉挛治疗目的在于防止血管痉挛发生。

3.降颅内压治疗原则

为了防止颅内压增高引起头痛或脑疝形成。

4.血压调控的治疗原则

为了防止再出血,根据血压增高的程度,进行不同的处理。收缩压≥200mmHg 或舒张压≥110mmHg 以上者,在脱水治疗的同时应慎重平稳降血压治疗,使血压降至略高于发病前的水平或在 180/105mmHg 左右为宜;收缩压在 170～200mmHg 或舒张压 100～110mmHg,不急于降血压,可通过脱水降低颅内压使血压降低,并严密观察血压变化。如血压继续升高,则按前者处理;收缩压<165mmHg 或舒张压<95mmHg,不需降血压治疗,仅通过降低颅内压即可达到降血压效果。

(二)药物选择

(1)抗纤溶药物:6-氨基己酸;氨甲环酸;抗血纤溶芳酸(氨甲苯酸)。

(2)防治脑血管痉挛药物:尼莫地平。

(3)降颅内压治疗药物:甘露醇;呋塞米;甘油果糖;七叶皂苷钠;类固醇皮质激素;白蛋白。

(4)降血压治疗药物:硝普钠;拉贝洛尔;卡托普利;依那普利;硝苯地平;利舍平。

(5)控制头痛治疗药物:罗痛定(罗通定)。

(6)镇静治疗药物:硝西泮;氯硝西泮;苯巴比妥粉针。

(7)通便治疗药物:聚乙醇散剂;开塞露。

（三）蛛网膜下隙出血复发的预防与治疗

主要是病因治疗，去除引起蛛网膜下隙出血的原因。

（四）蛛网膜下隙出血并发症治疗

1.脑积水

（1）SAH 后约 20％的病例并发急性（梗阻性）脑积水（72 小时内脑室扩大）。推荐脑室引流术，尽管会增加再出血和感染（Ⅳ～Ⅴ级证据，C 级推荐）。处置方法：观察 24 小时；脑脊液置换；脑室引流。

（2）SAH 后常发生慢性（交通性）脑积水。推荐对症状性患者行暂时或永久性脑脊液引流（Ⅳ～Ⅴ级证据，C 级推荐）。

SAH 后常发生脑室扩大，病因通常为脑室内出血导致梗阻性脑积水；SAH 急性脑积水更多地发生在临床症状重的患者。诊断依赖于影像，许多患者无症状，只有一部分病例需分流术改善临床状态。对于 SAH 后急性脑积水和意识水平减退的患者，一般推荐脑室引流术；约50％～80％的此类病例引流术后有不同程度的改善。

2.低钠血症

（1）SAH 后低血钠的治疗应包括血管内输注等渗液体（Ⅲ～Ⅳ级证据，C 级推荐）。

（2）对最近发生 SAH 患者监测中心静脉压、肺毛细血管楔压、液体平衡、体重，以评估容量状态。出现容量下降的趋势应补液纠正（Ⅲ～Ⅳ级证据，C 级推荐）。

（3）避免使用低渗液体，因其会导致低血钠；不要通过限制液体治疗低血钠（Ⅳ～Ⅴ级证据，C 级推荐）。

文献报道，SAH 后低血钠的发生率为 10％～34％。一般在出血后数天发生，常与血管痉挛的时间相平行。低血钠更多见于临床症状重的脑积水患者，是预后差的独立危险因素。限制液体治疗低血钠会增加迟发缺血性神经功能缺损。低血钠通常轻微不足以产生症状。

3.再出血

减少可能引起再出血的因素。患者需卧床，减少刺激。使用止痛药控制疼痛如罗痛定（Ⅱb 类 C 级证据）。使用镇静剂如硝西泮、氯硝西泮、苯巴比妥粉针（Ⅱa 类 C 级证据）。规律使用大便软化剂和缓泻剂如酚酞、聚乙醇散剂、开塞露（Ⅱa 类 C 级证据）。这些措施目的是避免血压升高，以免颅内压升高引起再出血。如果可能，手术是最好的预防再出血的方法。

（1）控制头痛治疗方案举例

方案 罗痛定（罗通定）30～60mg，口服，每日三次，可减轻和控制疼痛。

（2）通便治疗方案举例

方案 1 酚酞 50～200mg，口服，每日 1 次，睡前服用。

方案 2 聚乙醇散剂 10mg～20g，每日 1～2 次。

方案 3 开塞露 1～2 支，纳肛，必要时。可软化或缓泻大便。

（3）镇静治疗方案举例

方案 1 硝西泮（硝基地西泮）5mg，口服，每日 1～2 次。

方案 2 氯硝西泮（氯硝地西泮）2～4mg，口服，每日 1～2 次。

方案 3 苯巴比妥粉针 100～200mg,肌内注射,每日 1～2 次。

4.脑血管痉挛

SAH 后脑血管痉挛(CVS)是颅底动脉的一支或多支血管平滑肌的持续收缩,或血管损伤引起管腔形态学的变化,在动脉造影时表现出血管管腔狭窄,发生率高达 30%～90%。早发性 CVS 出现于出血后,历时数分钟至数小时缓解,目前认为是 SAH 后流入脑脊液中的血液对脑血管的机械性刺激所致。暂时性或早发性 CVS 对脑血管功能影响不大。迟发性 CVS 发生于出血后 4～15 天,7～10 天为高峰期,常引起严重的局部脑组织缺血或迟发性缺血性损伤,甚至导致脑梗死,成为致死和重残的主要原因。药物治疗 CVS 的一般性治疗包括 3H(升高血压、扩容、血液稀释)。除此以外,在血管痉挛的药物治疗方面,随着对血管痉挛机制的进一步了解,建立了一些新的效果显著的治疗方法。钙离子拮抗剂:目前多数观点认为,钙离子拮抗剂是防治 SAH 后 CVS 最重要有效药物,能改善所有级别 SAH 伴发 CVS(Ⅰ类 A 级证据)。其中最重要的也是最常用的为尼莫地平。患者的应用时机在 SAH 后急性期 72h 内即开始,静脉应用效果优于口服,其作用机制除了扩张血管外,还有神经保护等多方面的作用。SAH 的介入治疗包括:经皮血管成形术(FFA)。目前,FFA 的应用越来越多,是治疗 SAH 后 CVS 的一种新方法。可用于对药物治疗无效的 CVS 患者。但由于其材料昂贵,在国内开展较少,远期效果亦无大宗病例报道。

(1)钙离子拮抗剂治疗方案举例

方案 1 尼莫地平注射液 10～20mg+5%葡萄糖注射液 500ml,1mg/h,连续 14 天。

方案 2 尼莫地平注射液 24～48mg+5%葡萄糖注射液 50ml,微量注射器静脉注射,1～5ml/h,连续 14 天。

方案 3 尼莫地平片 20～40mg,口服,每日 3 次,至少用 3 周。

(2)法舒地尔(Ⅱa 类 B 级证据):为避免诱发动脉瘤再破裂出血的危险,应在导致 SAH 的颅内动脉瘤被夹闭或栓塞后开始使用,而且用药时间不宜超过 2 周。处方举例:

方案 法舒地尔注射液 30mg,每日 2～3 次,静脉注射 30 分钟。

(3)镁剂(Ⅱb 类 C 级证据):国内外一些临床研究证实,硫酸镁对脑血管痉挛有一定的防治作用。处方举例:

方案 硫酸镁起始剂量为 10mg/kg 静脉滴注,维持剂量为 30mg/(kg·d)。

(4)局部用药是防治 CVS 的重要方法之一,常用的治疗药物为尼莫地平,有研究报道患者预后明显改善。该方法仅用于 SAH 手术的患者。手术野局部用药。

方案 尼莫地平注射液/生理盐水 1:(5～20)稀释。

(五)蛛网膜下隙出血及其并发症治疗处方举例

1.抗纤溶治疗用药方案

方案 1 6-氨基己酸注射液 24g+5%葡萄糖注射液 500ml,静脉滴注,每日 1 次,连用 3 天;3 天后改为 8g/d,每日 1 次。适用范围:普遍适用。

注意事项:须注意抗纤溶治疗可能会并发脑缺血,需同时联合应用钙拮抗剂。高龄患者应减量使用,有血栓、消耗性凝血障碍的患者慎用。

疗程:3周或维持到手术前。

评价:Ⅰ～Ⅴ级证据水平,A级推荐。

方案2　氨甲环酸注射液0.25～0.5g+5％葡萄糖注射液250ml,静脉滴注,每日2次。

适用范围:普遍适用。

注意事项:高龄患者应减量使用,有血栓、消耗性凝血障碍的患者慎用。

疗程:3周。

评价:为一种常用高效治疗方案,且费用较低。

方案3　对氨甲苯酸注射液0.1～0.3g+5％葡萄糖注射液10～20ml,静脉滴注,1/6～8h。

适用范围:普遍适用。

注意事项:高龄患者应减量使用,有血栓、消耗性凝血障碍的患者慎用。

疗程:3周。

评价:为一种常用高效治疗方案,且费用较低。

2.防治脑血管痉挛用药方案

方案　尼莫地平注射液10～20mg+5％葡萄糖注射液50ml,微量注射器静脉滴注,1～5ml/h,连续14天。

适用范围:普遍适用。

注意事项:早期用尼莫地平10～20mg,静脉滴注,连续14天;后期改为尼莫地平:20～40mg,口服,每日三次,至少用3周。应用本方案时应注意以下药物不良反应的发生,如尼莫地平可能会出现胃肠道不适反应,少见肠梗阻;头痛、头晕、虚弱、失眠、多动、兴奋、攻击性和多汗;潮红、暖热感、四肢水肿、心动过速或过缓,肝酶升高、肾功能减退;偶尔一些患者会出现血压下降,注意减慢速度或减量。

疗程:3周。

评价:Ⅰ类A级证据,尼莫地平抗血管痉挛治疗可减少SAH相关的严重神经功能缺损,临床状况良好的患者(Hunt&Hess分级Ⅰ、级Ⅱ、级Ⅲ)应尽早给药,此期最易因血管痉挛导致神经功能缺损。最近的研究表明,尼莫地平还能降低Ⅳ、Ⅴ级患者的死亡率和致残率。

3.降颅内压治疗方案

方案1　20％甘露醇注射液125～250ml,快速静脉滴注,6～8小时一次。

适用范围:普遍适用。

注意事项:甘露醇应用时可能出现循环负荷过重、充血性心力衰竭、头痛、头晕、抽搐、寒战、水电解质失衡、继发性低血容量、肺水肿、过敏反应、恶心、呕吐等,特别是老年患者大量使用甘露醇易致心肾功能衰竭,应计出入量,观察心律及心率变化。肾功能不全者慎用。

疗程:一般情况应用5～7天为宜。颅内压增高明显或有脑疝形成时,可加大剂量,快速静推,使用时间也可延长。

评价:为一种常用高效治疗方案,且费用较低。

方案2　呋塞米注射液20～40mg,静脉注射,6～8小时一次。

适用范围:普遍适用。

注意事项:与甘露醇交替使用可减轻二者的不良反应。呋塞米长期应用可导致电解质紊乱、直立性低血压、心律失常。

疗程:一般情况应用5~7天为宜。颅内压增高明显或有脑疝形成时,使用时间可延长。

评价:为一种常用高效治疗方案,且费用较低。

方案3 甘油果糖注射液250~500ml,静脉滴注,每日1~2次。

适用范围:轻至中度脑水肿。

注意事项:甘油果糖起作用的时间较慢,约30分钟,但持续时间较长(6~12小时)。脱水作用温和,一般无反跳现象,并可提供一定的热量,肾功能不全者也可考虑使用。甘油盐水滴注过快时可导致溶血。

疗程:一般情况应用5~7天为宜。颅内压增高明显者,使用时间可延长。

评价:为一种常用有效治疗方案,费用略高。

方案4 注射用七叶皂苷钠冻干粉针10~20mg+10%葡萄糖注射液250ml静脉滴注,每日2次。

适用范围:轻度脑水肿。

注意事项:该药具有抗炎、抗渗出及消除肿胀的作用。

疗程:3周。

评价:脱水作用较弱,费用略高。

方案5 人血白蛋白注射液20g,静脉滴注,每日1~2次。

适用范围:普遍适用。

注意事项:可出现头痛、眩晕、心悸及过敏反应。

疗程:间断应用。

评价:该药可佐治脱水,但费用昂贵,可酌情考虑使用。

4.降血压治疗方案

方案1 注射用硝普钠粉针50mg+5%葡萄糖注射液250ml,1~3μ(kg·min),微量输液泵静脉注射。

适用范围:适用于高血压急症,能随时、迅速、平稳地降低血压至所需水平。

注意事项:用药期间应监测血压;使用硝普钠可能出现胃肠道反应、头痛、出汗、不安、肌肉痉挛、低血压、发热、皮疹;长期应用可导致甲状腺功能减退;肾功能不全或甲状腺功能低下者慎用。

疗程:间断应用,血压平稳即可停用。

评价:为一种速效降压药,且费用较低。

方案2 拉贝洛尔注射液一次25~50mg加10%葡萄糖注射液20ml,于5~10分钟内缓慢静脉推注,如降压效果不理想可于15分钟后重复一次,直至产生理想的降压效果。总剂量不应超过200mg。或:100mg加5%葡萄糖注射液或0.9%氯化钠注射液稀释至250ml,静脉滴注速度为每分1~4mg,直至取得较好效果,然后停止滴注,有效剂量为50~200mg。

适用范围:适用于治疗各种类型高血压,尤其是高血压危象。

注意事项:用药期间应监测血压;拉贝洛尔可能出现低血压、充血性心衰加重、嗜睡、头晕、感觉异常、恶心、呕吐,严重心动过缓、二度或以上房室传导阻滞、病窦综合征、严重不稳定的左室功能衰竭以及支气管痉挛性疾病患者禁用。一度房室传导阻滞、抑郁、采用胰岛素治疗、周围血管疾患以及肝功能损害者慎用。

疗程:间断应用,血压平稳即可停用。

评价:为一种速效降压药,且费用较低。

方案3　卡托普利片 12.5～25mg,口服,每日 2～3 次。

适用范围:适用于治疗各种类型高血压。

注意事项:卡托普利最大可增至 50mg,每日三次。可能出现肾功能损害、中性粒细胞减少/粒细胞缺乏、过敏反应,少数患者出现胃肠道反应、失眠、口干、发音困难、感觉异常。肾功能严重减退及自身免疫缺陷者,使用过影响白细胞及免疫功能药物者慎用。

疗程:可长期使用。

评价:为一种常用有效治疗方案,且费用较低。

方案4　依那普利片 0.625～1.25mg,口服,每日 2～3 次。

适用范围:适用于治疗各种类型高血压。

注意事项:用药期间应监测血压;依那普利可能出现头晕、头痛、腹泻、疲倦、虚弱、高血钾、血管神经性水肿、低血压、咳嗽。如出现低血压症状可减少剂量或停用。有遗传或自发性血管神经水肿的患者禁用。

疗程:可长期使用。

评价:为一种常用有效治疗方案,且费用较低。

方案5　硝苯地平片普通型:10～20mg,口服,每日 2～3 次;

缓释型:30～60mg,口服,每日 1 次;或 20mg,口服,每日 2 次。

适用范围:用于治疗各种类型高血压。

注意事项:可能出现头痛、面部和皮肤潮红、燥热、心动过速、心悸、头晕、低血压,极个别出现胃肠道紊乱;禁用于心源性休克患者,严重低血压、明显心衰、严重主动脉狭窄、胃肠道严重狭窄和肝功能损害患者慎用。

疗程:建议长期用药者使用缓释型。

评价:为一种常用有效治疗方案,普通型费用较低,缓释型费用略高。

四、疗效评价及随访

(一)治愈标准

头痛、呕吐等症状消失,脑膜刺激征消失,脑脊液恢复正常;DSA 检查发现病因,并对病因行外科手术根治。

(二)好转标准

头痛、呕吐等症状好转,脑膜刺激征消失,脑脊液基本恢复正常。

(三)随访观察

1.病情监测

病情平稳后至少 2～3 个月复诊一次,行 DSA 检查了解动脉瘤介入治疗后的情况;若

DSA减影发现动脉瘤内有造影剂显影,提示动脉瘤未被完全封堵;需进行动脉瘤栓塞治疗或动脉瘤夹闭手术。

2.并发症

(1)控制血压治疗时应注意避免血压控制过低和以下药物不良反应的发生:①硝普钠可能出现胃肠道反应、头痛、出汗、不安、肌肉痉挛、低血压、发热、皮疹。长期应用可导致甲状腺功能减退。肾功能不全或甲状腺功能低下者慎用。②拉贝洛尔可能出现低血压、充血性心衰加重、嗜睡、头晕、感觉异常、恶心、呕吐,严重心动过缓、Ⅱ度或以上房室传导阻滞、病窦综合征、严重不稳定的左室功能衰竭以及支气管痉挛性疾病患者禁用。Ⅰ度房室传导阻滞、抑郁、采用胰岛素治疗、周围血管疾患以及肝功损害者慎用。③卡托普利可能出现肾功能损害、中性粒细胞减少/粒细胞缺乏、过敏反应,少数患者出现胃肠道反应、失眠、口干、发音困难、感觉异常。肾功能严重减退及自身免疫缺陷者,使用过影响白细胞及免疫功能药物者慎用。④依那普利可能出现头晕、头痛、腹泻、疲倦、虚弱、高血钾、血管神经性水肿、低血压、咳嗽。如出现低血压症状可减少剂量或停用。有遗传或自发性血管神经水肿的患者禁用。⑤硝苯地平可能出现头痛、面部和皮肤潮红、燥热、心动过速、心悸、头晕、低血压,极个别出现胃肠道紊乱;禁用于心源性休克患者,严重低血压、明显心衰、严重主动脉狭窄、胃肠道严重狭窄和肝功能损害患者慎用。⑥利舍平可能出现鼻塞、嗜睡、腹泻,大剂量可引起帕金森病,长期应用可导致抑郁。

(2)在使用脱水药物时,应注意心肾功能和以下药物不良反应的发生:①甘露醇应用时可能出现循环负荷过重、充血性心力衰竭、头痛、头晕、抽搐、寒战、水电解质失衡、继发性低血容量、肺水肿、过敏反应、恶心、呕吐等,特别是老年患者大量使用甘露醇易致心肾功能衰竭,应计出入量,观察心律及心率变化,甘油盐水滴注过快时可导致溶血。②呋塞米易致水电解质紊乱特别是低血钾,均应高度重视,呋塞米长期应用可导致电解质紊乱、直立性低血压、心律失常。③白蛋白应用可出现头痛、眩晕、心悸。

(3)预防脑血管痉挛治疗时应注意药物不良反应的发生:尼莫地平可能会出现胃肠道不适反应,少见肠梗阻;头痛、头晕、虚弱、失眠、多动、兴奋、攻击性和多汗;潮红、暖热感、四肢水肿、心动过速或过缓,肝酶升高、肾功能减退;偶尔一些患者会出现血压下降,注意减慢速度或减量。

(4)抗纤溶治疗时应注意以下药物不良反应的发生:①6-氨基己酸会出现结膜充血、鼻塞、皮疹、低血压与尿多;②氨甲环酸可能出现胃肠道反应、偶见休克、一过性色觉异常、倦意感、头痛,高龄患者应减量使用,有血栓、消耗性凝血障碍的患者慎用。

第四章 药物在内分泌系统疾病中的应用

第一节 1型糖尿病

一、概述

糖尿病是一组由于胰岛素的分泌或作用缺陷或两者的共同缺陷所引起的碳水化合物、脂肪、蛋白质代谢紊乱,以慢性高血糖为特征的综合征。其经历正常血糖、糖耐量受损或空腹血糖受损、高血糖阶段。1型糖尿病为糖尿病中常见的一种类型,约占所有糖尿病的10%。是由于自身免疫过程破坏胰岛B细胞,使胰岛素分泌很少或无分泌所导致的高血糖或不明原因所致的B细胞受损并有酮症酸中毒倾向,但有明确原因(囊型纤维化,胰腺炎,胰腺癌等)的除外。其特点是完全依赖外源性胰岛素维持生存。与其发病相关的因素主要是以易感人群为背景的病毒感染、化学物质所致的胰岛B细胞破坏和功能损害,胰岛素缺乏。目前认为此病为终生性疾病,尚不能根治,但合理的治疗可以显著改善患者的生活质量,延长其寿命。

二、治疗

限于目前的医学水平,糖尿病还是一种不可根治的慢性疾病,因此糖尿病需要持续的医疗照顾。从生物医学的角度,1型糖尿病的治疗目标是通过控制高血糖,消除糖尿病症状,体重恢复到正常范围,保持良好的营养状况,工作能力基本恢复正常,保证糖尿病儿童和青少年得到正常生长发育,顺利完成学业;保证糖尿病孕妇及胎儿的健康,减少围生期并发症,尽可能控制血糖正常或接近正常,预防、延缓各种急、慢性并发症的发生;最大限度减少治疗的不良反应。在对糖尿病的管理过程中,提高糖尿病患者的生活质量和保持良好的心理状态也是糖尿病重要的治疗目标。因此,在糖尿病管理中,患者本人是关键,任何治疗方案的实施都要考虑到患者个体化的要求并不可忽略患者的家庭和其他的心理因素。糖尿病的治疗应是综合性的治疗。包括饮食控制、运动、血糖监测、糖尿病自我管理教育和药物治疗。

(一)康复措施

1.门诊治疗

无并发症以及血糖控制不是很差的患者,可采取门诊治疗。

2.住院治疗

有并发症的患者,或糖化血红蛋白大于8.5%者需住院治疗。

(二)一般治疗

无。

(三)外科治疗

胰腺与胰岛移植。

1.胰腺移植

主要为胰-肾联合移植。目前胰腺移植的适应证主要是:糖尿病并发症肾功能衰竭患者但尚未发展到恶化阶段(无尿毒症期),年龄一般在 15~30 岁,ABO 血型相容重复交叉配合反应阴性,且无下肢坏疽,严重的胃肠道和冠状动脉疾病等并发症。有活动性感染、恶性肿瘤和精神疾患的患者不宜作胰腺移植术。完全有效与成功的胰腺移植标准是:停用外源性胰岛素;空腹和餐后 2 小时血糖正常;血清胰岛素水平正常;糖耐量试验和胰岛素释放试验正常。若术后仍需外源性胰岛素的用量在 25% 以下,并能维持正常血糖和 C 肽水平则属移植满意。胰岛素的用量超过 25% 者被认为移植失败。虽然胰腺移植已经成为一种临床选择,但由于其属于有创大手术,对组织配型、免疫抑制(避免器官排异)要求较高,仍有 20%~30% 的死亡率,因此仍仅限于因肾功能衰竭以及危及生命的情况。

2.胰岛移植

与胰腺移植相比风险较小。1980 年自体胰岛移植在人体试验获得成功,同年的同种异体胰岛移植也获得成功。此后胰岛移植病例逐年增加,但是全球胰岛移植成功率仅在 10% 左右。2000 年加拿大埃德蒙顿报道采用了一种非皮质激素抗排斥方案以及多次重复移植策略,使胰岛移植的成功率达到 100%(7 例患者)。成功的胰岛移植需要以下先决条件:足够的胰腺来源(50% 的患者需要进行 2 次治疗);安全有效的抗免疫排斥治疗;胰腺组织新鲜程度、胰腺消化处理、体内移植熟练程度等。目前诸多条件制约胰岛移植,需要进行胰岛移植的人数大大超过供体的数量,解决这个问题需要加大投入寻找其他替代品,如干细胞、其他动物源细胞研究等。另外 1 型糖尿病相关的自身抗体的持续存在也是影响移植成功率的因素之一,为此寻找实现持久免疫耐受的方法也是今后研究的重点。再者仍缺乏胰岛移植后长时间的胰岛功能维持情况、胰岛移植对慢性并发症的影响、胰岛移植的长期安全性等问题的研究资料。最重要的是目前成功率仍不能完全达到 100%,花费巨大。目前胰岛移植仅适用于那些需要同时进行肾移植或其他器官移植的糖尿病患者,或因为糖尿病脆性(血糖波动十分大)而可能会危及生命的患者。

干细胞移植:是一种有望治疗糖尿病的新途径。目前用于治疗糖尿病干细胞主要有以下三种,自体骨髓干细胞,自体血液干细胞,脐血干细胞。脐血干细胞再生能力强,免疫应答反应较成人低,可使移植物抗宿主病的发生率和严重程度降低。另外脐血的表面抗原性很弱,不被受体的免疫系统所识别,因此使用脐血进行干细胞治疗时,可以忽略人类白细胞抗原(HLA)配型问题。近十年来国内外现有文献均显示,自体干细胞移植治疗糖尿病短期疗效肯定,可达到停用或减少胰岛素的目的,且安全性较好,无明显并发症或不适。然而迄今为止,干细胞移植治疗糖尿病的临床研究仍存在如样本量偏小、缺乏严格对照、观察时间较短等不足。此外此项技术开展时间尚短,对其适应证的把握和治疗时机的选择,需要进一步探索以规范应用,其长期疗效和安全性还有待证实。基于上述原因,2% 年中华医学会糖尿病学分会的声明干细胞治疗糖尿病尚处于临床应用前的研究阶段,不建议将干细胞移植治疗糖尿病的技术作为常规的临床实践。

(四)活动

具有充沛体力活动的生活方式可加强心血管系统的功能和体能感觉,改善胰岛素的敏感性、改善血压和血脂。经常性的运动可改善血糖的控制并减少降糖药物的用量。因此,运动治疗应成为所有糖尿病患者糖尿病管理方案中的一个必不可少的组成部分。所有患者均应在制订运动计划之前进行医学检查。

1.运动治疗的原则

运动治疗的原则是适量、经常性和个体化。运动计划的制订要在医务人员的指导下进行。以保持健康为目的的体力活动为每日至少 30 分钟中等强度的活动,如慢跑、快走、骑自行车、游泳等。但是运动项目要和患者的年龄、健康状况、社会、经济、文化背景相适应,即运动的项目和运动量要个体化。应将体力活动融入日常的生活中,如尽量少用汽车代步和乘电梯等。运动的强度可根据运动一小时后的心率与预期最大心率间的关系(有自主神经病变者不适用)来估计。儿童 1 型糖尿病患者病情稳定后都可以参加学校的各种体育活动,这对糖尿病的病情控制有良好作用。运动方式和运动量应个体化,循序渐进,强度适当,量力而行,注意安全,包括防止运动后低血糖。

2.运动治疗的安全性

运动治疗不应只强调运动的益处而且要注意和避免运动可能引起的危险,如运动有导致冠心病患者发生心绞痛、心肌梗死或心律失常的危险性;有增殖性视网膜病变的患者有发生玻璃体积血的可能性;有神经病变的患者有发生下肢(特别是足部)外伤的危险性。所有糖尿病患者在运动之前应做相应的检查。

(1)运动与血糖变化:所有接受胰岛素和促胰岛素分泌剂治疗的糖尿病患者均应了解运动对血糖的急性影响。除非在非常高的血糖水平(如>15mmol/L)的情况下,低到中等强度的运动可在运动中和运动后降低血糖的水平,增加发生低血糖的危险性。因此,应注意根据运动前后血糖的变化调整胰岛素和促胰岛素分泌剂的剂量,和在运动前和运动中增加碳水化合物的摄入量。相反,高强度的运动可在运动中和运动后的一段时间内增高血糖的水平并有可能造成持续性的高血糖,大(1)型糖尿病患者或运动前血糖已明显增高的患者,高强度的运动还可诱发酮症或酮症酸中毒,因此,应在血糖得到良好控制后进行运动。运动前,应避免在运动中要使用的肢体注射胰岛素。使用促胰岛素分泌剂和注射胰岛素的患者应避免在空腹时运动,运动的时间应在餐后 1 小时开始。酒精可加重运动后发生低血糖的危险性。

(2)运动与糖尿病的并发症

1)血管疾病:有如下表现者,中等强度到高强度的运动有加重潜在心血管疾病的危险性。应在运动前对患者的心血管疾病进行评估。年龄>35 岁;1 型糖尿病病程>15 年;其他的心血管疾病的危险因素;有微血管病变:增殖型视网膜病变、肾病(包括微量白蛋白尿);外周血管病变;自主神经病变。

2)外周血管疾病:根据病情不同,可从事轻到中等强度的运动。

3)视网膜病变:有增殖型视网膜病变的患者不适合从事负氧运动、阻力运动、跳跃运动和包含憋气动作的运动。

4)肾病:可从事低到中等强度的运动。

5)神经病变:有保护性感觉丧失的患者应避免负重运动和需要足部反复活动的运动项目,如跑步机、长距离行走、慢跑、踏楼梯运动;可进行游泳、骑车、划船、坐在椅子上的运动、上肢运动和其他非负重运动。应注意运动时所穿鞋子的舒适性,在运动前后常规检查足部。

(五)饮食

饮食治疗是所有糖尿病治疗的基础,是糖尿病自然病程中任何阶段预防和控制糖尿病必不可少的措施,不良的饮食习惯还可导致相关的心血管危险因素如高血压、血脂异常和肥胖。

饮食治疗的目标和原则:

(1)控制体重在正常范围内。

(2)单独或配合药物治疗来获得理想的代谢控制,有利于对糖尿病慢性并发症的预防。

(3)饮食治疗应个体化。即在制订饮食计划时,除了要考虑到饮食治疗的一般原则外,还要考虑到糖尿病的类型、生活方式、文化背景、社会经济地位、是否肥胖、治疗情况、并发症和个人饮食的喜好。

对于年轻的1型糖尿病患者,供应合适的能量和营养来确保正常的生长和发育,并使饮食、运动治疗和胰岛素治疗得到良好的配合。对于妊娠和哺乳妇女,供应合适的能量和营养来确保胎儿正常的生长和发育并使代谢得到良好的控制。对于老年糖尿病患者,供应合适的能量和营养并要考虑到心理社会因素。对于使用胰岛素者,通过教育患者掌握糖尿病自我管理的技巧,减少或防止低血糖(包括运动后低血糖)发生的危险性。

(4)膳食总热量的 20%～30% 应来自脂肪和油料,其中少于 1/3 的热量来自饱和脂肪,单不饱和脂肪酸和多不饱和脂肪酸之间要达到平衡。如患者的低密度脂蛋白胆固醇水平≥100mg/dl(2.6mmol/L),应使饱和脂肪酸的摄入量少于总热量的 10%。食物中的胆固醇含量应<300mg/d。如患者的低密度脂蛋白胆固醇水平≥100mg/dl(2.6mmol/L),食物中的胆固醇含量应减少至<200mg/d。

(5)碳水化合物所提供的热量应占总热量的 55%～65%,应鼓励患者多摄入复合碳水化合物及富含可溶性食物纤维素的碳水化合物和富含纤维的蔬菜。对碳水化合物总热量的控制比控制种类更重要。在碳水化合物总热量得到控制的前提下,没有必要严格限制蔗糖的摄入量。

(6)蛋白质不应超过需要量,即不多于总热量的 15%。有微量白蛋白尿的患者,蛋白质的摄入量应限制在低于 0.8～1.0g/kg 之内。有显性蛋白尿的患者,蛋白质的摄入量应限制在低于 0.8g/kg。高蛋白糖尿病饮食适用于儿童、孕妇、乳母、营养不良和并发消耗性疾病者。每日主食 300～400g,副食中蛋白质 50～80g。全日蛋白质总摄入量为 100g 左右,脂肪 60g 左右。

(7)限制饮酒,酒精可引起应用促胰岛素分泌剂或胰岛素治疗的患者出现低血糖。为防止酒精引起的低血糖,饮酒的同时应摄入适量的碳水化合物。

(8)可用无热量非营养性甜味剂。

(9)食盐限量在 6g/d 以内,尤其是高血压患者。

(10)妊娠的糖尿病患者应注意叶酸的补充以防止新生儿缺陷。钙的摄入量应保证1000～1500mg/d,以减少发生骨质疏松的危险性。

三、药物治疗

(一)药物治疗原则

1型糖尿病患者良好的血糖控制可以延缓糖尿病慢性并发症的发生和发展。1型糖尿病患者体内绝对缺乏胰岛素,基本或完全需要靠外源性胰岛素替代来维持体内血糖的代谢和其他体内需要胰岛素的生命活动,需终身使用胰岛素维持生命。对1型糖尿病患者,应该尽早地开始行胰岛素治疗,在加强血糖监测的基础上,控制好全天的血糖,保护残存的胰岛 B 细胞功能。

(二)药物选择

1.选择药物

1型糖尿病患者尤其是青少年、儿童、无论是否有酮症、酸中毒都必须终身坚持胰岛素替代治疗。无论是采用多次的胰岛素注射还是连续皮下胰岛素输注来补充,均要模拟体内生理的胰岛素分泌方式。目前常采用中效或长效胰岛素制剂提供基础胰岛素(睡前和早晨注射中效胰岛素或每日注射 1～2 次长效胰岛素),采用短效或速效胰岛素来提供餐时胰岛素。如无其他的伴随疾病,1型糖尿病患者每日的胰岛素需要量为 0.5～1.0U/kg。在出现起他的伴随疾病时(如感染等),胰岛素的用量要相应增加。儿童在生长发育期对胰岛素的需要量相对增加。目前通过皮下注射速效或长效的胰岛素尚不能模拟体内胰岛素分泌的生理学曲线,尽管如此,通过适当的饮食控制,运动和调理及自我血糖水平监测,至少一日两次用各种长短效胰岛素混合注射或便携式胰岛素泵输注可以获得满意的血糖控制。

胰岛素的产品和制剂:

根据胰岛素的来源可分为动物胰岛素和基因重组人胰岛素。

根据药物代谢动力学可分为速效、短效、中效、长效胰岛素。

胰岛素 Lispro,Aspart 具有相同的与胰岛素和胰岛素样生长因子-1 受体结合的特性,使其能安全地应用于糖尿病儿童和青少年。但儿童使用甘精胰岛素的安全性和有效性尚待评估。由于胰岛素类似物与人胰岛素结构不同,人们担心其是否会导致胎儿畸形和围生期并发症发生率的增加,而未能在妊娠糖尿病治疗中广泛应用。虽然到目前为止,所有关于妊娠糖尿病使用胰岛素类似物的报告均未发现其有更高的致胎儿畸形率和母子并发症发生率,但尚缺乏足够的大规模样本的临床证据。因此,目前没有任何糖尿病专业机构推荐妊娠糖尿病或糖尿病妊娠期间使用胰岛素类似物。

2.药物说明

(1)普通胰岛素(胰岛素)。

1)用法用量:①皮下注射:一般一天 3 次,餐前 15～30 分钟注射,必要时睡前加注一次小量。剂量根据病情、血糖、尿糖由小剂量(视体重等因素每次 2～4U)开始,逐步调整。1型糖尿病患者每日胰岛素需用总量多介于每公斤体重 0.5～1U,根据血糖监测结果调整。2型糖尿病患者每日需用总量变化较大,在无急性并发症情况下,敏感者每日仅需 5～10U,一般约

20U,肥胖、对胰岛素敏感性较差者需要量可明显增加。在有急性并发症(感染、创伤、手术等)情况下,对 1 型及 2 型糖尿病患者,应每 4～6 小时注射一次,剂量根据病情变化及血糖监测结果调整。②静脉注射:主要用于糖尿病酮症酸中毒、高血糖高渗性昏迷的治疗。可静脉持续滴入每小时成人 4～6U,小儿按每小时体重 0.1U/kg,根据血糖变化调整剂量;病情较重者,也可首次皮下内注射 4～6U,根据血糖变化调整,继之以静脉滴注,当血糖下降到 13.9mmol/L (250mg/ml)以下时,胰岛素剂量及注射频率随之减少。在用胰岛素的同时,还应补液纠正电解质紊乱及酸中毒并注意机体对热量的需要。不能进食的糖尿病患者,在静脉输含葡萄糖液的同时应滴注胰岛素。

2)不良反应:参见本节胰岛素治疗的副作用。

3)禁忌:对胰岛素过敏患者禁用。

4)药物相互作用:糖皮质激素、促肾上腺皮质激素、胰高血糖素、雌激素、口服避孕药、甲状腺素、肾上腺素、噻嗪类利尿剂、二氮嗪、β_2 受体激动剂、H_2 受体阻滞剂、钙通道阻滞剂、可乐定、苯妥英钠等可升高血糖浓度,合用时应调整这些药或胰岛素的剂量。口服降糖药与胰岛素有协同降血糖作用。抗凝血药、水杨酸盐、磺胺类药及抗肿瘤药氨甲蝶呤等可与胰岛素竞争和血浆蛋白结合,从而使血液中游离胰岛素水平增高。非甾体消炎镇痛药可增强胰岛素降血糖作用。β 受体阻滞剂如普萘洛尔可阻止肾上腺素升高血糖的反应,干扰机体调节血糖功能,与胰岛素合用可增加低血糖的危险,并可掩盖某些低血糖症状,延长低血糖时间。合用时应注意调整胰岛素剂量。氯喹、奎尼丁、奎宁等可延缓胰岛素的降解,使血中胰岛素浓度升高从而加强其降血糖作用。血管紧张素转换酶抑制剂、溴隐亭、酮康唑、锂、甲苯达唑、维生素 B_6、茶碱等可通过不同方式直接或间接影响致血糖降低,胰岛素同上述药物合用时应适当减量。生长抑素可抑制生长激素、胰高糖素及胰岛素的分泌,并使胃排空延迟及胃肠道蠕动减缓,引起食物吸收延迟,从而降低餐后高血糖,在开始用奥曲肽时,胰岛素应适当减量,以后再根据血糖调整。

5)替代药物:生物合成人胰岛素 R 注射液(笔芯)。

(2)速效胰岛素注射液(笔芯)(以门冬胰岛素注射液说明书为例)

1)用法用量:本品比可溶性人胰岛素起效更快,持续作用时间更短,由于快速起效,所以一般须紧邻餐前注射。如有必要,可于餐后立即给药。本品剂量需个体化,由医师根据患者的病情决定。但一般应与中效或长效胰岛素合并使用,至少每日一次。胰岛素需求量通常为每公斤体重每日 0.5～1.0U。其中 2/3 用量是餐时胰岛素,另 1/3 用量是基础胰岛素。

2)不良反应:参见本节胰岛素治疗的副作用。

3)禁忌:对胰岛素或其注射液中任何一种成分过敏者。

4)注意事项:剂量不足或治疗间断可能导致高血糖和糖尿病酮症酸中毒,特别是 1 型糖尿病患者(胰岛素依赖性糖尿病)。高血糖的首发症状通常是经过几小时或几天时间逐渐出现的。包括恶心、呕吐、嗜睡、皮肤潮红干燥、口唇干燥、排尿频率增加、口渴、无食欲和带有丙酮味道的呼吸。未治疗的高血糖事件很可能导致死亡。门冬胰岛素注射液的注射时间应与进餐时间紧密相连,即紧邻餐前。它起效迅速,所以必须同时考虑患者的并发症及合并用药是否延迟食物的吸收。合并疾病尤其是感染,常会增加胰岛素用量。肝脏或肾脏损害会降低患者胰岛素的用量。患者转用其他类型或品牌的胰岛素时,应有严密的医疗监测。胰岛素浓度、品牌、类型、种类(动物胰岛素、人胰岛素、人胰岛素类似物)和(或)制作工艺的变化将导致使用剂量的改变。患者从应用其他胰岛素转用门冬胰岛素注射液后可能会增加每日注射次数或改变剂量。如果必需进行调整,会在首次给药或最初几周或数月内进行。患者的血糖控制得到改善后,例如:胰岛素强化治疗后,其低血糖的先发症状也会变化,应提醒患者注意。儿童只有在与可溶性胰岛素相比起效更有利的情况下使用速效胰岛素。如,注射时间与进餐时间相关时。如发生低血糖方面,根据胰岛素类似物起效迅速地药效学特征,使得速效胰岛素注射后低血糖的发生时间比可溶性人胰岛素早。若误餐或进行未纳入计划的大运动量的体育锻炼可能导致低血糖。低血糖可能损伤患者的注意力及反应能力。因此,在患者进行特别重要的活动(如驾驶汽车或操作机械)时,可能会有危险。应建议患者在驾驶时注意防止低血糖的发生,尤其对于低血糖先兆症状已减少或降低和频繁发生低血糖的患者。在这种情况下应考虑患者是否可以继续驾驶。

5)药物相互作用:下列物质可降低胰岛素用量:口服降糖药(OHAS),奥曲肽,单胺氧化酶抑制剂(MAOIS),非选择性 β 受体肾上腺素阻滞剂,血管紧张素转换酶(ACE)抑制剂,水杨酸盐,乙醇,合成代谢类固醇和磺胺类制剂,β 受体阻滞剂可能掩盖低血糖症状。乙醇可以加剧和延长胰岛素导致的低血糖作用。以下物质可增加胰岛素用量:口服避孕药,噻嗪类利尿剂,糖皮质激素,甲状腺激素,交感神经兴奋剂和丹那唑。

6)替代药物:赖脯胰岛素。

(3)低精蛋白锌胰岛素注射液(中效胰岛素)

1)用法用量:本品于早餐前 30～60 分钟皮下注射,起始治疗 1 次/天,每次 4～8U 按血糖、尿糖变化调整维持剂量。有时需于晚餐前再注射一次,剂量根据病情而定,一般每日总量 10～20U。使用前须滚动药瓶,使胰岛素混匀,但不要用力摇动以免产生气泡。与普通胰岛素合用:开始时普通胰岛素与本品混合用的剂量比例为(2～3):1,剂量根据病情而调整。本品与普通胰岛素混合将有部分普通胰岛素转为长效胰岛素,使用时应先抽取普通胰岛素,后抽取本品。剂量调整:胰岛素用量应随患者的运动量或饮食状态的改变而调整。

2)不良反应:参见本节胰岛素治疗的副作用。

3)禁忌:低血糖症、胰岛细胞瘤。

4)注意事项:本品作用缓慢,不能用于抢救糖尿病酮症酸中毒、高糖高渗性昏迷患者;不能用于静脉注射;中等量至大量的酒精可增强胰岛素引起的低血糖的作用,可引起严重、持续的低血糖,在空腹或肝糖原贮备较少的情况下更易发生。在给药期间患者应忌酒,吸烟。吸烟可通过释放儿茶酚胺而拮抗胰岛素的降血糖作用,因此正在使用胰岛素的吸烟的糖尿病患者突然戒烟时须适当减少胰岛素的用量;用药期间应定期检查尿糖、尿常规、血糖、血红蛋白、糖化血红蛋白、肾功能、视力、眼底视网膜血管、血压及心电图等,以了解病情及糖尿病并发症情况;出现低血糖症状后,应及时补糖,特别要防止夜间低血糖;孕妇及哺乳期妇女用药:孕妇,特别在妊娠中期及后期,对胰岛素需要量增加。在分娩后对胰岛素需要量迅速减少。如果是妊娠糖尿病,产后血糖即可正常,应停用胰岛素;儿童用药:青春期前儿童对胰岛素敏感性较青春期少年高,因此较易发生低血糖,须适当减少胰岛素用量,青春期少年须适当增加胰岛素用量(20%～50%),青春期过后再逐渐减少;老人用药:老年人易发生低血糖,须特别注意,应注意饮食、适当的体力活动与胰岛素量的配合;药物过量:过量注射本品可引起低血糖反应,严重者可导致昏迷,低血糖的早期症状包括出汗、心跳加速、神经过敏或震颤。应立即服用糖或含有糖分的食物消除症状。昏迷患者可注射胰高血糖素或静脉注射葡萄糖,以帮助患者恢复知觉,然后口服糖或葡萄糖。若低血糖反应频繁发生或导致昏迷,可能需要减少剂量。若严重低血糖未能及时治疗,会导致暂时或永久的脑部损害,以致死亡。

5)药物相互作用:参见普通胰岛素。

(4)长效胰岛素

1)用法用量:于早餐前30～60分钟皮下注射,起始治疗每天一次,每次4～8U,按血糖、尿糖变化调整维持剂量。有时需于晚餐前再注射一次,剂量根据病情而定,一般每日总量10～20U。使用前须滚动药瓶,使胰岛素混匀,但不要用力摇动以免产生气泡。与普通胰岛素合用:开始时普通胰岛素与本品混合用的剂量比例为(2～3)∶1,剂量根据病情而调整。本品与胰岛素混合将有部分普通胰岛素转为长效胰岛素,使用时应先抽取普通胰岛素,后抽取本品。剂量调整:胰岛素用量应随患者的运动量或饮食状态的改变而调整。

2)不良反应:参见本节胰岛素治疗的副作用。

3)禁忌:低血糖症、胰岛细胞瘤。

4)注意事项:低精蛋白锌胰岛素注射液作用缓慢,不能用于抢救糖尿病酮症酸中毒、高糖高渗性昏迷患者;不能用于静脉注射;中等量至大量的酒精可增强胰岛素引起的低血糖的作用,可引起严重、持续的低血糖,在空腹或肝糖原贮备较少的情况下更易发生。在给药期间患者应忌酒,吸烟。吸烟可通过释放儿茶酚胺而拮抗胰岛素的降血糖作用,因此正在使用胰岛素的吸烟的糖尿病患者突然戒烟时须适当减少胰岛素的用量。用药期间应定期检查尿糖、尿常规、血糖、糖化血红蛋白、肾功能、视力、眼底视网膜血管、血压及心电图等,以了解病情及糖尿病并发症情况。出现低血糖症状后,应及时补糖,特别要防止夜间低血糖。

5)药物相互作用:参见普通胰岛素。

6)替代药物:甘精胰岛素注射液,低精蛋白胰岛素(NPH)。

(5)甘精胰岛素注射液

1)用法用量:本品是胰岛素类似物。具有长效作用,应该每天一次在固定的时间皮下注射给药。必需个体化对预期的血糖水平,以及降血糖药的剂量及给药时间进行确定及调整。当患者体重或生活方式变化、胰岛素给药时间改变或出现容易发生低血糖或高血糖的情况时(参见注意事项),可能需要调节剂量。应谨慎进行任何胰岛素剂量的改变并遵医嘱。

2)不良反应:参见本节胰岛素治疗的副作用。

3)禁忌证:对甘精胰岛素或其注射液中任何一种赋形剂过敏者。

4)注意事项:糖尿病酮症酸中毒的治疗,不能选用甘精胰岛素,推荐静脉注射普通胰岛素。由于经验有限,儿童、肝功能损害或肾功能中、重度损害的患者使用甘精胰岛素的安全性和有效性尚待评估(参见用法用量)。

肾功能损害患者由于胰岛素的代谢减慢,对胰岛素的需要量可能减少。老年人及进行性肾功能衰退患者,对胰岛素的需要量可能逐渐减少。

严重肝损害患者由于葡萄糖异生能力降低及胰岛素代谢降低,对胰岛素的需要量可能减少。

对血糖控制不好,或有高血糖症或低血糖发作倾向的患者,在考虑调整剂量之前,应全面回顾患者是否按预期的方案治疗、注射部位、正确的注射技术以及所有其他的相关因素。

5)药物相互作用:见胰岛素的药物相互作用。

6)替代药物:长效胰岛素(PZI),低精蛋白胰岛素(NPH)。

3.胰岛素的使用方法

(1)剂量选择:胰岛素治疗剂量的个体差异很大。即使是同一患者,在不同时期所需剂量可能也有很大差别。故确定治疗剂量及剂量的调整均应遵循个体化原则。初始剂量宜小,此后根据治疗反应逐渐加量。剂量调整的依据是多次血糖测定结果,一般每周调整胰岛素 $1\sim2$ 次,每次增加或减低 $2\sim6U$ 胰岛素。1 型糖尿病患者初始剂量 $0.2\sim0.5U/(kg \cdot d)$ 给予。老年或虚弱的患者初始剂量应减至 $0.2\sim0.3U/(kg \cdot d)$,每次增减以 2U 为宜。胰岛素应分为一天两次或三次注射,以避免在每次注射时给予某种胰岛素的剂量过高而引起低血糖的发生。

(2)胰岛素的治疗方案:1 型糖尿病患者体内胰岛素绝对缺乏,因此需要胰岛素终身替代治疗,即使在"蜜月期"也不应终止胰岛素治疗,因此时外源性胰岛素可延缓自身免疫对 B 细胞的损害。

1 型糖尿病可采用下列方法治疗,见表 4-1。

表 4-1　常用的胰岛素替代治疗方案

胰岛素注射时间	早餐前	午餐前	晚餐前	睡前(10pm)
方案 1	RI 或 IA+NPH		RI 或 IA+NPH	
方案 2	RI 或 IA+NPH	RI 或 IA	RI 或 IA	NPH
方案 3	*RI 或 IA+	RI 或 IA	RI 或 IA	Glargine 或 PZI

注:RI=普通(常规,短效)胰岛素;IA=胰岛素类似物(超短效,速效胰岛素);NPH=中效胰岛素;PZI=精蛋白锌胰岛素(长效胰岛素);＊RI 或 IA 与长效胰岛素(Glargine 或 PZI)合用时应分开注射,且不能注射在同一部位

一天两次混合的胰岛素注射(方案1)这是最简单的胰岛素治疗方案。其目的是通常所使用的缓效胰岛素(NPH 或长效胰岛素),提供基础量的胰岛素需要,利用短效或速效的胰岛素覆盖一天中两次主餐(早餐和晚餐)的胰岛素需要量。这两种胰岛素在早餐前及晚餐前一次注射。一天的总需要量的 2/3 可以在早餐前给予,剩余的 1/3 可以在入睡前注射。该方案虽方便易行,但尚有如下缺点:相对欠灵活,而且大多数人的生活方式是每日三餐,这就经常使午餐时的血糖难以控制,对于严格控制目标来说此方案不合适;晚餐前注射的中效胰岛素作用常不能覆盖整个夜间,以致出现早晨的空腹高血糖,加剧黎明现象,而增加剂量则由于中效胰岛素的作用常导致夜间低血糖。

一天多次胰岛素(MDI)注射方案(方案 2 或方案 3)于三餐前皮下注射短效或速效胰岛

素,睡前注射中效或长效胰岛素,使夜间体内维持一定的胰岛素浓度。其优点是较易达到严格控制的目标,能提供随进餐所需的理想胰岛素浓度;允许进食量有较大波动,即可根据即将进餐的饮食量事先调整餐前胰岛素剂量。缺点是该方案需保持进餐时间的相对恒定,胰岛素注射次数较多。

胰岛素泵治疗的目的是模拟自身胰岛素的生理性分泌,使血糖控制更理想。常用的有持续皮下输注胰岛素泵。

胰岛素强化治疗的目标是采用外源型胰岛素使全天血糖维持于(接近)正常水平。强化治疗方案多采用 MDI 方案和 CSU 治疗。强化治疗的缺点是低血糖发生率显著增加和体重增加。

(3)影响胰岛素皮下注射的生物利用度和吸收率的因素:①注射部位:身体不同区域之间,胰岛的吸收有显著的不同,腹部区域吸收最快,臂部吸收速度中等,臀部和大腿吸收最慢;②注射深度:肌内注射比皮下注射吸收快;③注射局部因素:局部加温或推拿、按摩可加速吸收;④胰岛素浓度:U-40 较 U-100 吸收较快;⑤胰岛素剂量:大剂量的胰岛素作用时间较低剂量的胰岛素作用时间延长;⑥运动:注射局部肌肉群运动可加速胰岛素的吸收;⑦胰岛素的结构:胰岛素单体比一般胰岛素(六聚体)吸收率要快2～3倍,并且没有典型的常规短效胰岛素制剂所表现出的吸收初始阶段的延迟。

(4)胰岛素治疗的副作用

1)低血糖:胰岛素应用过程中最常见的并发症。4%的1型糖尿病致命的原因是低血糖。

临床表现:交感神经兴奋的表现包括心慌、出汗、饥饿、无力、手抖、视物模糊、面色苍白等。中枢神经系统症状包括头痛、头晕、定向力下降、吐词不清、精神失常、意识障碍直至昏迷。部分患者在多次低血糖症发作后会出现无警觉性低血糖症,患者无心慌、出汗、视物模糊、饥饿、无力等先兆,直接进入昏迷状态。持续时间长(一般认为6小时)且症状严重的低血糖可导致中枢神经系统损害,甚至不可逆转。

实验室检查:血糖≤3.9mmol/L(≤70mg/dl)。

治疗:①补充葡萄糖:立即给予葡萄糖,轻者口服,重者静脉注射,如无葡萄糖,可予口服甜果汁、糖水,要观察到患者意识恢复;②胰升糖素治疗:胰升糖素皮下,肌内或静脉注射,由于其作用时间较短,且会再次出现低血糖,因此在注射后仍要补充葡萄糖或进食。长效磺胺类药物(如格列本脲、氯磺丙脲等)导致的低血糖症往往持久,给予葡萄糖在患者意识恢复后有可能再次陷入昏迷,需连续观察3天,以保证患者完全脱离危险期。

预防:预防低血糖的关键是:①要告诉正在使用胰岛素治疗的糖尿病患者发生低血糖症的可能性;②患者应熟悉低血糖的症状以及自我处理低血糖症的方法;③外出时随身佩戴病情卡,万一发生低血糖昏迷时能及时得到他人帮助;④糖尿病患者家属及照顾的人员要充分了解患者使用的降糖药,监督患者不误用或过量使用降糖药物;⑤老年患者血糖不宜控制太严,空腹血糖不超过 7.8mmol/L(140mg/dl),餐后血糖不超过 11.1mmol/L(200mg/dl)即可;⑥病情较重,无法预料患者餐前胰岛素用量时,可以先吃饭,然后再注射胰岛素,以免患者用胰岛素后尚未进食而发生低血糖;⑦初用胰岛素时要从小剂量开始,然后根据血糖水平逐步调整剂量;⑧作强化治疗时容易发生低血糖,为了防止低血糖,患者要在每餐前、后测定血糖,空腹血糖控制在 4.4～6.7mmol/L 为宜,餐后血糖<10mmol/L,晚睡前血糖 5.6～7.8mmol/L,凌晨 3 时血糖不低于 4mmol/L。

2)过敏反应:常在应用动物胰岛素后出现,表现为荨麻疹、紫癜、血清病样反应,血管神经性水肿,过敏性休克等,局部可表现为注射处红肿、灼热、瘙痒、皮疹和皮下硬结。使用外源性胰岛素多出现抗胰岛素抗体并导致胰岛素抵抗。患者对外源性胰岛素制剂过敏的情况较少见。一般过敏反应轻者可换用纯度较高的胰岛素或人胰岛素,加用抗组胺药,重者可给予糖皮质激素或肾上腺素治疗。

3)水肿:胰岛素有水钠潴留作用,因此在开始用胰岛素治疗 2～3 周内可出现双下肢轻度凹陷性水肿,一般系暂时性的,无须特殊治疗。

4)皮下脂肪萎缩或肥厚:应用纯度不高的动物胰岛素易发生注射皮下脂肪萎缩,反复同一部位注射易发生脂肪肥厚,主要可能与免疫反应介导的炎症后纤维化或刺激局部脂肪增生有关。处理要点是更换注射部位,改用高纯度胰岛素或人胰岛素。

5)屈光不正:在开始使用胰岛素时,因血糖下降迅速,致晶状体和玻璃体中渗透压下降,水分逸出,屈光率下降而致远视,一般无须特殊处理,3 周左右后可自行恢复。

6)视网膜病变加重:在血糖快速控制时(强化治疗时),视网膜病变可加重,这种现象可能出现在用药开始时,一般为短暂的良性过程,以后与常规组比较并无明显加重。但也有报道有时这种变化并不是自限性的,即使在行胰腺移植后仍加重,并有可能进展为增殖性视网膜病变,甚至致盲。有报道治疗初期糖化血红蛋白越高,在强化治疗一年后致盲的危险性越大。但总的来说,不论时 DCCT、UKPDS 还是其他大型的多中心研究都显示,在视网膜病变的早期,严格的糖尿病控制是治疗视网膜病变的最根本措施。至于胰岛素强化治疗等可导致视网膜病变恶化的危险与糖代谢控制不良带来的慢性视力丧失比较,仍是次要的和少见的。且这种情况主要见于长期控制不良的患者在开始强化治疗的早期,而视网膜病变也处于早中期。最好的预防办法是密切观察视网膜病变的变化。如患者的视网膜病变已经发展到了高危期,则强化治疗要十分慎重,在权衡利弊与风险后仍决定作强化治疗,应先行光凝治疗后再施行胰岛素强化治疗,且控制血糖的速度宜慢。积极的光凝治疗可望改善增殖型视网膜病变的预后。视网膜病变加重的机制尚不明确可能与慢性高血糖状态下的视网膜血流量增加的,血糖的迅速下降可伴随血流量减少,结果导致视网膜缺氧及营养不良。

7)肥胖和胰岛素抵抗:体重增加与每日胰岛素剂量和胰岛素使用方法及剂型有关。每日剂量越大越易发生高胰岛素血症和肥胖。故在胰岛素治疗期间应强调积极的饮食控制和体育锻炼,使体重保持正常。肥胖可增加胰岛素抵抗,在 10 岁以上有肥胖或高胰岛素血症儿童患者 FDA 批准可在胰岛素治疗的基础上加用二甲双胍。如日胰岛素需要量超过 200U,且时间超过 1 周或日胰岛素需要量大于 2U/kg 应考虑胰岛素抵抗,产生的原因可能于体内产生胰岛素抗体有关。少数患者可由于胰岛素皮下注射吸收障碍所致。一般更换人胰岛素可使抗体滴度下降,必要时加用糖皮质激素(泼尼松 60～100mg/d)。

(三)1型糖尿病并发症治疗

1.糖尿病酮症酸中毒

酮症酸中毒是糖尿病患者最常见的急性并发症。主要发生大(1)型糖尿病患者,在感染等应激情况下2型糖尿病患者也可发生。发生酮症酸中毒的原因是体内胰岛素极度缺乏,组织不能有效利用葡萄糖导致血糖显著升高。此时脂肪分解产生高酮血症和酮尿症伴代谢性酸中毒及明显的脱水,严重者出现不同程度的意识障碍直至昏迷,若不及时救治将导致死亡。

(1)治疗

监测:每2小时测血糖1次,测定尿糖和血、尿酮体,注意电解质和血气变化并做肝肾功能、心电图等检查,以便及时调整治疗方案。

胰岛素:生理盐水加小剂量普通胰岛素静脉滴注,常用量为4～6U/h,如血糖下降幅度小于治疗前血糖水平的30%,胰岛素剂量可加倍。

补液:立即补充生理盐水,先快后慢,当血糖下降到13.9mmol/L(250mg/dl)时改用5%葡萄糖加胰岛素继续输注,同时相应地调整胰岛素剂量。

补钾:患者常伴失钾,经补液已排尿时就应开始静脉补钾,24小时补氯化钾总量6～10g。如患者有肾功能不全、血钾过高(≥6.0mmol/L)或无尿时则暂缓补钾。

补碱:一般不需补碱性药物,胰岛素治疗后酮体的产生即被控制,酸中毒可纠正。但是当动脉血pH≤7.0时可用小剂量碳酸氢钠,补碱后监测动脉血气。

其他:积极对伴发病及诱因进行治疗,消除诱因。

(2)预防:糖尿病患者及相关人员要掌握糖尿病的基本知识,提高对糖尿病酮症酸中毒的认识。一旦怀疑本病应尽早到医院就诊。

使用胰岛素的患者要坚持合理地应用胰岛素,不得随意减量,更不能中断治疗,以保证血糖处于良好的控制状态。

定期监测血糖。糖尿病患者需经常监测血糖,有条件者可行自我血糖监测。在合并应激情况时特别是一些急性危重疾病,如感染、大手术及外伤等情况时应密切监测血糖、尿糖、尿酮体。

2.糖尿病非酮症性高渗综合征

糖尿病非酮症性高渗综合征是糖尿病的严重急性并发症,大多发生在老年2型糖尿病,主要原因是在体内胰岛素相对不足的情况下,出现了引起血糖急剧升高的因素,同时伴有严重失水,导致血糖显著升高。本综合征常伴有神经系统功能损害症状,严重者昏迷,病情严重,死亡率高。

(1)治疗

监测:监测血糖、电解质以及其他检查。伴有心功能不全者监测中心静脉压,以指导输液速度和补液量。

补液:立即补液纠正脱水状态,血压偏低,血钠≤150mmol/L者用生理盐水,血钠≥150mmol/L且无低血压者可补0.45%氯化钠溶液。补液速度先快后慢,血糖下降到13.9mmol/L(250mg/dl)时可改为5%葡萄糖液加胰岛素。补液总量一般按体重的10%～

12％计算。

胰岛素：胰岛素的剂量和用法与糖尿病酮症酸中毒相似。血糖不宜降得过低。

其他：补钾方法同酮症酸中毒。去除诱因，防治感染，防治其他并发症。

（2）预防：定期自我监测血糖，保持良好的血糖控制状态；老年人渴感阈值升高，要保证充足的水分摄入，鼓励主动饮水；对有中枢神经系统功能障碍不能主动饮水者要记录每日出入量，保证水、电解质平衡；糖尿病患者因其他疾病，需使用脱水治疗时要监测血糖、血钠和渗透压；糖尿病患者发生呕吐、腹泻、烧伤、严重感染等疾病时要保证供给足够的水分；鼻饲饮食者常常给予高能量的混合奶以保证能量供应时，要计划好每日的水摄入量，每日观察尿量。

3.乳酸性酸中毒

本病主要是体内无氧酵解的糖代谢产物乳酸大量堆积，导致高乳酸血症，进一步出现血pH 降低，即为乳酸性酸中毒。糖尿病合并乳酸性酸中度的发生率不高，但病死率很高。大多发生在伴有肝、肾功能不全，或伴有慢性心肺功能不全等缺氧性疾病患者，尤其见于同时服用苯乙双胍者。

（1）治疗

监测：血糖、电解质、血气和血乳酸浓度。

补液：补充生理盐水，血糖无明显升高者可补充葡萄糖液，并可补充新鲜血液，改善循环。

补碱：尽早大量补充 $NaHCO_3$，每 2 小时监测动脉血 pH 值，当 pH 上升至 7.2 时暂停补碱并观察病情，否则有可能出现反跳性代谢性碱中毒。

其他：注意补钾和纠正其他电解质紊乱。疗效不明显者可做腹膜透析以清除乳酸和苯乙双胍。

（2）预防：严格掌握双胍类药物的适应证，对伴有肝、肾功能不全，慢性缺氧性心肺疾病，食欲不佳，一般情况差的患者忌用双胍类降糖药。

二甲双胍引起乳酸性酸中毒的发生率大大低于苯乙双胍，因此建议需用双胍类药物治疗的患者尽可能选用二甲双胍。

使用双胍类药物患者在遇到急性危重疾病时，应暂停本药，改用胰岛素治疗。

长期使用双胍类药物者要定期检查肝肾功能，心肺功能，如有不适宜用双胍类药物的情况时应及时停用。

（四）1 型糖尿病及其并发症治疗处方举例

由于糖尿病的并发症涉及人体多个脏器及相关系统，无法详细列述其治疗方案。相应的糖尿病并发症治疗方案，可参考本指南并发症相应部分。以下仅针对糖尿病血糖控制治疗方案。

方案 1　普通胰岛素 R 注射液（或笔芯）4～6U 起，皮下注射，三餐前 30 分钟。

　　　　＋中效胰岛素注射液（或笔芯）4～6U 起，皮下注射，睡前。

　　　　或：速效胰岛素类似物注射液（或笔芯）4～6U 起，皮下注射，三餐前。

　　　　＋中效胰岛素 N 注射液（或笔芯）4～6U 起，皮下注射，睡前。

　　　　或：速效胰岛素类似物注射液（或笔芯）4～6U 起，皮下注射，三餐前。

＋甘精胰岛素注射液 6～8U 起，皮下注射，睡前。

适用范围：推荐用于所有 1 型糖尿病患者，采用短效（或超短效）与中效（长效）胰岛素搭配使用 4～5U/d 胰岛素皮下注射控制血糖，此种方案可以有效且相对平稳控制血糖。

注意事项：胰岛素治疗一般从小剂量开始，初始量 0.2～0.5U/kg，3 天后根据血糖每次调整剂量增减 2～4U。特别是初始治疗或应激状态时需增加血糖监测频次，提醒患者发生低血糖的危险。

疗程：一经诊断即开始应用。

评价：为一种常用高效治疗方案，且费用较低，处方较经济（A 级，Ⅰ 类），处方较适合于易发生夜间低血糖和有黎明现象者（A 级，Ⅰ 类）。

方案 2　人胰岛素预混 30R 注射液 6U 起，皮下注射，早餐前 30 分钟。

　　　　或：人胰岛素预混 30R 注射液 4U 起，皮下注射，晚餐前 30 分钟。

适用范围：适用于不能坚持胰岛素强化方案者，采用强化胰岛素治疗血糖控制相对平稳后和蜜月期患者可换用每日两次预混胰岛素（Ⅵ 级，Ⅱ 类）。根据短效与中效胰岛素预混比例不同，市场上有精蛋白生物合成人胰岛素预混 30 注射液、精蛋白生物合成人胰岛素预混 50 注射液、门冬胰岛素 30 特充注射液等。可根据患者血糖特点选用不同种类的胰岛素。

注意事项：胰岛素使用剂量参考患者 4 次/日胰岛素使用剂量或从小剂量开始。一般预混 30R 胰岛素早餐前使用总剂量的 2/3，晚餐前使用总剂量的 1/3。特别需增加午餐前和夜间血糖监测频次，提醒患者发生低血糖的危险。

疗程：在适用者中可长期应用。

评价：为一种较为方便的治疗方案。

四、疗效评价及随访

(一)治愈标准

目前此病尚不能根治。

(二)好转标准

1 型糖尿病强化治疗的血糖和糖化血红蛋白 HbAlc 的控制目标，代谢指标的良好控制即达到治疗目标。

(三)随访观察

1.病情监测

一般患者应至少每 2～3 个月到糖尿病专业门诊复查。

(1)每次携带病情记录本，以供医师对病情控制的了解，作为指导治疗的依据。

(2)每次随访均应测量身高、体重、血压、尿常规、尿糖及酮体、餐后 2 小时血糖和糖化血红蛋白。

(3)每半年至 1 年应检测血脂、尿微量白蛋白、眼底及空腹或负荷后 C 肽水平等，以早期发现糖尿病的慢性并发症，并了解胰岛 B 细胞功能变化。

2.预防措施

通过综合治疗对 1 型糖尿病患者的包括糖代谢在内的多种代谢指标进行良好控制，可减少患者病情反复及延缓并发症发生。

(1)严格控制血糖,预防及治疗低血糖及并发症。

(2)正确评价患者的身体状况及心理状况,提高患者自我管理的能力。

运动有助于患者降低血糖,提高生活情趣,积极配合治疗。引导的方法是树立运动促进健康的观念,安排时间运动,培养运动兴趣。

(3)尊重患者,帮助他们保持自尊。

(4)建立良好的社会关系

1)建立良好的医患关系:医师、护士要尊重患者,倾听患者心声,想尽一切办法帮助患者提高认识,配合治疗(饮食、运动、药物)使其对生活的满意度提高。帮助患者树立信心,遵守医嘱,自强不息。依赖医师是患者常见的行为。不少患者认为治疗是医师的事,缺少主动性,消极配合。对这样的患者,医师、护士应当帮助患者建立自尊、自爱、自强和自信心。

2)建立良好的家庭关系:教育家人帮助患者控制血糖。

3)进行小组治疗:其意义在于给予患者希望,使他们了解疾病的普遍性;为患者提供更多的信息,使他们形成互相帮助,向他人学习,模仿他人有益行为;学习处理人际关系,通过糖尿病教育提高凝聚力,提高人生价值感。

4)严重者给予药物干预。

3.并发症

包括糖代谢在内的多种代谢指标控制不良会导致多种并发症发生。

(四)预后

包括糖代谢在内的多种代谢指标控制良好情况下患者的预后良好。血糖控制不良导致的大、微血管病变常是患者致死致残的重要原因。

第二节 2型糖尿病

一、概述

2型糖尿病(T2DM)为糖尿病中最常见的一种类型,随着经济发展的加速和人们生活方式的改变,糖尿病的患病率和患者数量急剧上升。

2000年全球20~79岁人群中糖尿病患者有1.51亿,其中85%～95%为2型糖尿病。2008年对全国14省市的糖尿病流行病调查显示20岁以上的成年人糖尿病患病率为9.7%,而糖尿病前期的比例高达15.5%。因此,有效控制糖尿病刻不容缓。

研究表明T2DM发病与遗传、环境、胰岛B细胞功能缺陷等多种因素有关,但具体病因尚未清楚。在上述多种因素作用下,患者出现胰岛素抵抗,伴或不伴胰岛素分泌不足,进而导致以高血糖为主要临床特征的一系列糖、蛋白质、脂肪、水和电解质代谢紊乱,以及多种急、慢性并发症。与2型糖尿病发病相关的因素主要包括以下几方面:

(1)遗传因素:部分患者具有家族遗传史。

（2）环境因素：肥胖、饮食结构不合理和热能摄入过多、体力活动不足、吸烟等与其发病明显相关。

（3）胰岛素抵抗：引起胰岛素抵抗的原因包括胰岛素基因突变、胰岛素受体及受体后缺陷、体内胰岛素拮抗物增多，如胰岛素抗体、胰岛素受体抗体及多种胰岛素拮抗激素。

（4）胰岛素分泌缺陷：衰老、胰岛内胰淀素沉积等均可导致胰岛素分泌缺陷。

目前认为此病为终生性疾病，尚不能根治，但合理的治疗可以显著改善患者的生活质量，延长其寿命。

二、治疗

（一）康复措施

1.门诊治疗

无并发症和并发症以及血糖控制尚可的患者，可采取门诊治疗。

2.住院治疗

有并发症或并发症的患者，或 HbAlc≥8.5％者需住院治疗。

（二）一般治疗

限于目前的医学水平，糖尿病还是一种不可根治的慢性疾病，因此糖尿病需要持续的医疗照顾。从生物医学的角度，糖尿病的治疗目标是通过纠正糖尿病患者不良的生活方式和代谢紊乱以防止急性并发症的发生和减低慢性并发症的风险。但是在对糖尿病的管理过程中，提高糖尿病患者的生活质量和保持良好的心理状态也是糖尿病重要的治疗目标。

（三）外科治疗

近年来手术治疗糖尿病已成为热点。临床证据显示，手术治疗可明显改善肥胖症伴 2 型糖尿病的血糖控制，甚至可以使一些糖尿病患者的糖尿病"治愈"。此外，非糖尿病肥胖症患者在接受手术治疗后发生糖尿病的风险也显著下降。2009 年美国糖尿病学会（ADA）在 2 型糖尿病治疗指南中正式将减肥手术列为治疗肥胖症伴 2 型糖尿病的措施之一。目前主要的手术方式包括可调节胃束带术（adjustable gastric banding，AGB）和胃旁路术（Roux-en-Ygastric bypass，RYGBP）。术后缓解指仅用生活方式治疗可使 HbAlc≤6.5％.空腹血糖≤7.0mmol/L，2 小时血糖≤10.0mmol/L，不用任何药物治疗，可视为 2 型糖尿病已缓解。

手术治疗肥胖症伴 2 型糖尿病有一定的短期和长期风险，应严格掌握手术适应证并应在与手术相关的技术基础较好并能够长期评估和随访术后患者的医疗单位开展手术。由于手术治疗糖尿病是近年来新开展的治疗方式，因此对于此类患者的远期疗效和风险尚不十分清楚。

（四）活动

运动治疗的原则是适量、经常性和个体化。以保持健康为目的的体力活动为每日至少 30 分钟中等强度的活动，如慢跑、快走、骑自行车、游泳等。但是，运动的项目和运动量要个体化。应将体力活动融入日常的生活中，如尽量少用汽车代步和乘电梯等。运动的强度可根据运动一小时后的心率与预期最大心率间的关系（有自主神经病变者不适用）来估计（表 4-2）。

表 4-2　运动强度和心率

强度	最大心率(%)*	强度	最大心率(%)*
非常轻	<35	强	78~89
轻	35~54	非常强	>90
中等	55~69	最强	100

*最大心率＝220－年龄

运动治疗在糖尿病的管理中占有重要地位,是糖尿病的基础治疗之一。坚持长期体育运动可以减轻体重、改善胰岛素抵抗。因此,运动治疗应成为所有糖尿病患者糖尿病管理方案中的一个必不可少的组成部分。目前尚无临床证据显示糖尿病运动治疗有何害处。但需注意对于 2 型糖尿病患者已进行药物治疗,需谨防运动过量导致的低血糖发生。

(五)饮食

糖尿病患者膳食总热量的 20%～30% 应来自脂肪和油料,其中少于 1/3 的热量来自饱和脂肪,单不饱和脂肪酸和多不饱和脂肪酸之间要达到平衡。碳水化合物所提供的热量应占总热量的 55%～65%,应鼓励患者多摄入复合碳水化合物及富含可溶性食物纤维素的碳水化合物和富含纤维的蔬菜。对碳水化合物总热量的控制比控制种类更重要。蛋白质不多于总热量的 15%。有微量白蛋白尿的患者,蛋白质的摄入量应限制在低于 0.8～1.0g/kg。有显性蛋白尿的患者,蛋白质的摄入量应限制在低于 0.8g/kg。

糖尿病患者应限制饮酒,特别是肥胖、高血压和(或)高甘油三酯血症的患者。酒精可引起应用促胰岛素分泌剂或胰岛素治疗的患者出现低血糖。为防止酒精引起的低血糖,饮酒的同时应摄入适量的碳水化合物。糖尿病患者可用无热量非营养性甜味剂。食盐限量在 6g/d 以内,尤其是高血压患者。妊娠的糖尿病患者应注意叶酸的补充以防止新生儿缺陷。钙的摄入量应保证 1000～1500mg/d,以减少发生骨质疏松的危险性。

饮食治疗是糖尿病的基础治疗,通过控制饮食可以改善患者的超重状态,从而纠正已发生的代谢紊乱,减轻胰岛 B 细胞的负担。长期保证食物的合理搭配及主食量定量有利于血糖的良好控制。目前还未有证据显示饮食治疗会对糖尿病患者带来坏处。但需注意对于 2 型糖尿病患者已进行药物治疗,需谨防进食量过少导致的低血糖发生。

三、药物治疗

(一)药物治疗原则

降糖药物包括口服降糖药、胰岛素、胰岛素类似物和 GLP-1 受体激动剂。目前批准使用的口服降糖药包括促胰岛素分泌剂(磺胺类、格列奈类、DPP-4 抑制剂药物)和非促胰岛素分泌剂(α-糖苷酶抑制剂、双胍类药物、噻唑烷二酮类)。磺胺类药物、格列奈类药物直接刺激胰岛素分泌;DPP-4 抑制剂通过减少体内 GLP-1 的分解而增加 GLP-1 增加胰岛素分泌的作用;噻唑烷二酮类药物可改善胰岛素抵抗;双胍类药物主要减少肝脏葡萄糖的输出和改善外周胰岛素抵抗;α-糖苷酶抑制剂主要延缓碳水化合物在肠道内的吸收。上述药物降糖的机制各不相同。需根据患者具体病情,选用合适药物。

（二）糖尿病并发症治疗

已诊断糖尿病患者预防的重点主要是慢性并发症。防治糖尿病并发症的关键是尽早和尽可能地控制好患者的血糖、血压、纠正血脂紊乱和肥胖，戒烟等导致并发症的危险因素。对 2 型糖尿病患者定期进行糖尿病并发症以及相关疾病的筛查，了解患者有无糖尿病并发症以及有关的疾病或代谢紊乱，如高血压、血脂紊乱或心脑血管疾病等，以加强相关的治疗措施，全面达到治疗的目标。

1.糖尿病酮症酸中毒

是糖尿病患者最常见的急性并发症。主要发生大（1）型糖尿病患者，在感染等应激情况下 2 型糖尿病患者也可发生。发生酮症酸中毒的原因是体内胰岛素极度缺乏，组织不能有效利用葡萄糖导致血糖显著升高。此时脂肪分解产生高酮血症和酮尿症伴代谢性酸中毒及明显的脱水，严重者出现不同程度的意识障碍直至昏迷，若不及时救治将导致死亡。

（1）监测：每 2 小时测血糖 1 次，测定尿糖和血、尿酮体，注意电解质和血气变化并做肝肾功能、心电图等检查，以便及时调整治疗方案。

（2）胰岛素：生理盐水加小剂量普通胰岛素静脉滴注，常用量为每小时 0.1U/kg，一般为 4～6U/h，如血糖下降幅度小于治疗前血糖水平的 30%，胰岛素剂量可适当增加。

（3）补液：立即补充生理盐水，先快后慢，当血糖下降到 13.9mmol/L（250mg/dl）时改用 5%葡萄糖加胰岛素继续输注，同时相应地调整胰岛素剂量。

（4）补钾：患者常伴失钾，经补液已排尿时就应开始静脉补钾，24 小时补氯化钾总量 6～10g。如患者有肾功能不全、血钾过高（≥6.0mmol/L）或无尿时则暂缓补钾。

（5）补碱：一般不需补碱性药物，胰岛素治疗后酮体的产生即被控制，酸中毒可纠正。但是当动脉血 pH≤7.0 时可用小剂量碳酸氢钠，补碱后监测动脉血气。

（6）其他：积极对伴发病及诱因进行治疗，消除诱因。

2 型糖尿病一般情况下不易发生酮症，但在合并一些急性危重疾病，如感染、大手术及外伤等应激情况时可能发生酮症酸中毒，此时要密切监测血糖、尿糖、尿酮体，血糖明显增高和出现应激情况时要使用胰岛素治疗。

2.高渗高血糖综合征

是糖尿病的严重急性并发症，大多发生在老年 2 型糖尿病，主要原因是在体内胰岛素相对不足的情况下，出现了引起血糖急剧升高的因素，同时伴有严重失水，导致血糖显著升高。本综合征常伴有神经系统功能损害症状，严重者昏迷，病情严重，死亡率高。

（1）监测：监测血糖、电解质以及其他检查。伴有心功能不全者监测中心静脉压，以指导输液速度和补液量。

（2）补液：立即补液纠正脱水状态，血压偏低，血钠≤150mmol/L 者用生理盐水，血钠≥150mmol/L 且无低血压者可补 0.45%氯化钠溶液。补液速度先快后慢，血糖下降到 13.9mmol/L（250mg/dl）时可改为 5%葡萄糖液加胰岛素。补液总量一般按体重的 10%～12%计算。

（3）胰岛素：胰岛素的剂量和用法与糖尿病酮症酸中毒相似。血糖不宜降得过低。

(4)其他:补钾方法同酮症酸中毒。去除诱因,防治感染,防治其他并发症。

3.糖尿病乳酸性酸中毒

本病主要是体内无氧酵解的糖代谢产物乳酸大量堆积,导致高乳酸血症,进一步出现血pH降低,即为乳酸性酸中毒。糖尿病合并乳酸性酸中毒的发生率不高,但病死亡率很高。大多发生在伴有肝、肾功能不全,或伴有慢性心肺功能不全等缺氧性疾病患者,尤其见于同时服用苯乙双胍者。

(1)监测:血糖、电解质、血气和血乳酸浓度。

(2)补液:补充生理盐水,血糖无明显升高者可补充葡萄糖液,并可补充新鲜血液,改善循环。

(3)补碱:尽早大量补充 NaHCO₃,每 2 小时监测动脉血 pH,当 pH 上升至 7.2 时暂停补碱并观察病情,否则有可能出现反跳性代谢性碱中毒。

(4)其他:注意补钾和纠正其他电解质紊乱。疗效不明显者可做血液透析以清除乳酸和苯乙双胍。

长期使用双胍类药物者要定期检查肝肾功能,心肺功能,如有不适宜用双胍类药物的情况时应及时停用。

4.糖尿病低血糖症

临床常见的糖尿病低血糖有以下两类:反应性低血糖:少数 2 型糖尿病患者在患病初期由于餐后胰岛素分泌高峰延迟,可出现反应性低血糖,大多发生在餐后 4～5 小时,尤以单纯进食碳水化合物时为主。药物性低血糖:糖尿病患者最常见的低血糖症与药物治疗不当有关。胰岛素治疗中低血糖症常见。口服降糖药物中磺胺类药物主要刺激胰岛素分泌,故各种磺胺类药物用法不当时均可导致低血糖症。

实验室检查:血糖≤3.9mmol/L(≤70mg/dl)。

(1)补充葡萄糖立即给予葡萄糖,轻者口服,重者静脉注射。如无葡萄糖,可予口服甜果汁、糖水,要观察到患者意识恢复。

(2)治疗胰高血糖素皮下、肌内或静脉注射,由于其作用时间较短,且会再次出现低血糖,因此在注射后仍要补充葡萄糖或进食。

(3)长效磺胺类药物(如格列本脲、氯磺丙脲等)由于在体内半衰期较长,因此导致的低血糖症往往持久,患者意识恢复后停用输注葡萄糖有可能再次陷入昏迷,需连续观察 3 天,以保证患者完全脱离危险期。

5.糖尿病肾病

是导致肾功能衰竭的常见原因。糖尿病肾病可参考如下标准进行诊断:糖尿病病史(常在6～10 年以上),出现持续性微量蛋白尿(UAER 达 20～200μg/min 或 30～300mg/d),即应拟诊"早期糖尿病肾病";如果病史更长,尿蛋白阳性,甚至出现大量蛋白尿及肾病综合征,即应考虑"临床糖尿病肾病"诊断。不过,确诊糖尿病肾病前必需除外其他肾脏疾病,必要时需做肾穿刺病理检查。

糖尿病肾病的治疗应采取综合治疗措施。首先需改变生活方式,实施糖尿病肾病饮食。

控制血糖、血压。肾功能不全患者应优先考虑胰岛素治疗和从肾脏排泄较少的降糖药。控制蛋白尿是延缓糖尿病肾病的重要目标。糖尿病患者从出现微量白蛋白尿起,无论有无高血压均应服用 ACEI 或 ARB,因为此类药不仅能降低高血压,而且还能减少尿白蛋白及延缓肾损害进展。糖尿病肾病合并血脂紊乱的治疗参见"2 型糖尿病的血脂紊乱"。若糖尿病肾病进展到肾功能衰竭期,则需进行透析或肾脏移植治疗。一般 GFR 降至 $15\sim20ml/min$ 或血清肌酐水平超过 5mg/dl 时应积极准备透析治疗,透析方式包括腹膜透析和血液透析。有条件的糖尿病患者可行肾移植或胰-肾联合移植。

具体用药时需注意:尽量选用长效、双通道(肾及肾外)排泄药物;服药需从小量开始,无副作用时逐渐加量,为有效减少尿白蛋白及延缓肾损害进展常需较大药量(比降血压剂量大),服药时间要久(常需数年);要密切观察副作用如咳嗽、高血钾及血清肌酐迅速增高(高于服药前5%,常出现于肾缺血时)等,必要时停药。但是高血钾被纠正,肾缺血被解除且肌酐回复原有水平后,仍可重新用药;双侧肾动脉狭窄、妊娠及血清肌酐 $>265\mu mol/L(3mg/dl)$ 的患者不宜用此类药物。

6.糖尿病视网膜病变

依据眼底改变分为非增殖型(背景型)、增殖型和糖尿病性黄斑水肿。非增殖型糖尿病视网膜病变是早期改变,又分为轻度、中度和重度;增殖性改变是一种进展型改变;黄斑水肿可以与上述两型同时存在。糖尿病视网膜病变早期患者常无症状,单眼患病时常常不易察觉,因此糖尿病诊断确立后应在眼科处定期随诊。无视网膜病变随诊间隔时间可定为一年,出现视网膜病变要缩短随诊间隔。糖尿病视网膜病变的治疗目标是最大限度地降低糖尿病视网膜病变导致的失明和视力损伤。

糖尿病视网膜病变的光凝治疗是主要治疗增殖型糖尿病视网膜病变和临床有意义的黄斑水肿。研究表明对严重非增殖型糖尿病视网膜病变和增殖型糖尿病视网膜病变行全视网膜光凝,对比相同病情不做光凝的患者,5 年内发生视力严重下降(0.025)的患者可以减少 50%以上。目前尚未证实有确切的治疗糖尿病视网膜病变的药物。药物治疗主要应围绕糖尿病的综合治疗。

7.糖尿病神经病变

主要分为糖尿病周围神经病变和糖尿病自主神经病变。糖尿病诊断后的 10 年内常有明显的临床糖尿病神经病变的发生,其发生率与病程相关。有近 $60\%\sim90\%$ 的患者通过神经功能详细检查,均有不同程度的神经病变,其中 $30\%\sim40\%$ 的人无症状。在吸烟人群中≥40 岁及血糖控制差的糖尿病患者中糖尿病神经病变的发病率更高。高血糖导致神经病变的机制复杂,但良好的血糖控制可以延缓本病的发生与进展。

糖尿病神经病变治疗目标为缓解症状及预防神经病变的进展与恶化。

(1)病因治疗:纠正高血压、高血糖、血脂紊乱及其他治疗:积极控制高血糖,使用血管紧张素转换酶抑制剂、钙通道阻滞剂等降血压药,根据情况使用调血脂药、阿司匹林、抗氧化剂(维生素 E、维生素 C)等综合治疗均有益于纠正糖尿病神经病变的多种病理生理异常。已有严重神经病变的糖尿病患者,应采用胰岛素治疗。

（2）对症治疗：对于神经病变可采取营养神经，改善神经微循环等对症治疗。对疼痛可采用传统抗惊厥药（如卡马西平等）缓解疼痛。出现直立性低血压患者：睡觉抬高床头，缓慢地变换姿势。下肢用弹力绷带加压包扎或穿弹力袜增加外周阻力以提高血压，严重者可口服泼尼松 5mg/d，并禁用外周血管扩张剂，降压药剂量调整以立位血压为准。出现肠道症状：口服甲氧氯普胺、多潘立酮、莫沙必利或中药；腹泻：口服甲硝唑及抗生素；便失禁：阿托品地芬诺酯止泻。尿潴留：可用甲基卡巴胆碱，α受体阻滞剂，有严重尿潴留的患者可通过外科手术膀胱造瘘。

8.糖尿病足溃疡与坏疽

是糖尿病患者致残致死的重要原因，是许多国家非外伤截肢的首位原因。糖尿病足溃疡和坏疽的原因主要是在神经病变和血管病变的基础上合并感染。糖尿病足病变是可防可治的。保守治疗如获得成功，可以大大减少医疗费用，瑞典的资料表明节省了 80% 的截肢费用。处理糖尿病足的目标是预防足溃疡的发生和避免截肢。加强对有危险因素的足的预防性保护，可以避免截肢。

糖尿病足溃疡与坏疽首先应对基础病治疗尽量使血糖、血压正常。

神经性足溃疡的治疗处理的关键是通过特殊的改变压力的矫形鞋子或足的矫形器来改变患者足的局部压力。根据溃疡的深度、面积大小、渗出多少以及是否合并感染来决定溃疡的换药次数和局部用药。采用一些生物制剂或生长因子类药物治疗难以治愈的足溃疡，适当的治疗可以使 90% 的神经性溃疡愈合。足溃疡愈合后，患者仍处于再发生溃疡的危险中。应加强教育，教会患者如何保护足，学会选择适合自己的鞋袜，定期看专科医师等。

缺血性病变的处理对于血管阻塞不是非常严重或没有手术指征者，可以采取内科保守治疗，静脉滴注扩血管和改善血液循环的药物。如果患者有严重的周围血管病变，应尽可能行血管重建手术，如血管置换、血管成行或血管旁路术。坏疽患者在休息时有疼痛及广泛的病变不能手术改善者，才考虑截肢。

感染的治疗尽可能在控制血糖达到或接近正常的基础上，加强消炎治疗。

（三）2 型糖尿病及其并发症治疗处方举例

方案 1　阿卡波糖片 50mg，口服，3 次/日。

　　　　　＋盐酸二甲双胍片 0.25～0.5g，口服，3 次/日。

适用范围：对于初发糖尿病，空腹血糖升高不明显仅餐后血糖升高明显，进餐以碳水化合物为主的 2 型糖尿病患者，并且存在肥胖、胰岛素抵抗。

注意事项：注意药物的副作用。

疗程：无药物禁忌者可长期服用。

评价：为初发糖尿病的首选治疗方案之一。根据系统综述和随机对照试验已确定与安慰剂比较二甲双胍可使 HbAlc 降低 1%～2%。对于超重及肥胖患者可带来降低体重的特殊益处。目前证据显示乳酸酸中毒的事件罕有发生。阿卡波糖是目前糖尿病治疗中应用最为广泛的一种药物。由于它能降低餐后血糖并轻度改善空腹血糖，低血糖症状发生较少。主要作用于胃肠道，多以原形从粪便排出，安全性较高。因此适应使用人群较为广泛。

方案 2　格列吡嗪片 2.5～5mg,口服,3 次/日。

　　　　　＋盐酸二甲双胍 0.25～0.5g,口服,3 次/日。

　　　　　或:格列苯脲片 1～2mg,口服,1 次/日。

　　　　　＋盐酸二甲双胍片 0.25～0.5g,口服,3 次/日。

适用范围:适用于血糖中度升高患者。单纯服用非胰岛素促泌剂,血糖仍不能达标患者,可选用此方案。

注意事项:注意磺胺类药物均需在餐前半小时服用。磺胺类药物的起始剂量均应从较小剂量开始,以防患者低血糖发生的危险。

疗程:无药物禁忌及口服降糖药物继发性失效前可长期服用。

评价:磺胺类药物是有效控制血糖的治疗手段,与二甲双胍的联合使用可以进一步降低 HbAlc 并改善患者的代谢状况。新型磺胺类药物(格列苯脲和格列吡嗪)比传统长效磺胺类药物低血糖发生少。但肝肾功能损害是它们的相对禁忌证。对于老年患者的使用,仍需注意低血糖发生的风险。

方案 3　那格列奈片 120mg,口服,3 次/日。

　　　　　＋盐酸二甲双胍片 0.25～0.5g,口服,3 次/日。

适用范围:对于老年患者,无肝肾脏功能损害,或生活进餐不规律者。优点在于低血糖发生危险小,安全性高。

注意事项:肝肾功能严重损害者慎用,格列奈类药物是进餐时服用。

疗程:无药物禁忌及口服降糖药物继发性失效前可长期服用。

评价:由于格列奈类药物是进餐时服用,不进餐时不服用,被称为"餐时血糖调节剂"。与二甲双胍的合用可以在改善患者胰岛素抵抗的同时良好的控制血糖。安全性研究显示尚未发现严重低血糖及肝脏损害。

方案 4　瑞格列奈片 0.5～2mg,口服,3 次/日。

　　　　　＋甘精胰岛素注射液 10U,皮下注射,睡前。

　　　　　或:阿卡波糖片 50mg,口服,3 次/日。

　　　　　＋精蛋白生物合成人胰岛素 N 注射液 6U,皮下注射,睡前。

　　　　　或:格列齐特片 40～80mg,餐前口服,3 次/日。

　　　　　＋地特胰岛素注射液 10U,皮下注射,睡前。

适用范围:若糖尿病患者在服用一种或两种口服降糖药效果不佳,血糖仍升高明显可在睡前加用中效或长效胰岛素。

注意事项:有药物禁忌的患者慎用此药。

疗程:无药物禁忌及口服降糖药物继发性失效前可长期服用。

评价:中效或长效胰岛素是口服药物失效时实施口服药和胰岛素联合治疗的首选用药。这样通过中效胰岛素控制夜间血糖或长效胰岛素 24 小时的平稳降糖特点可全面控制血糖达标。并且由于长效胰岛素无峰值,可减少低血糖发生的危险。

方案 5　生物合成人胰岛素 R 注射液 4U,皮下注射,三餐前 20～30 分钟。

　　＋精蛋白生物合成人胰岛素 N 注射液 4U,皮下注射,睡前。

　　或:门冬胰岛素注射液 4U,皮下注射,三餐前。

　　＋精蛋白生物合成人胰岛素 N 注射液 4U,皮下注射,睡前。

　　或:门冬胰岛素注射液 4U,皮下注射,三餐前。

　　＋甘精胰岛素注射液 10U,皮下注射,睡前。

　　或:生物合成人胰岛素 R 注射液 4U,皮下注射,三餐前 20～30 分钟。

　　＋地特胰岛素注射液 10U,皮下注射,睡前。

　　适用范围:对于初发 2 型糖尿病患者需强化治疗,或口服药物存在继发失效,已无法有效控制血糖,或存在中重度肝肾功能损害等可采用 4 次/日胰岛素治疗。胰岛素治疗可采用多种形式短效(或超短效)与中效(长效)胰岛素搭配使用。

　　注意事项:胰岛素治疗一般从小剂量开始,初始量 0.2U/(kg·d),3 天后根据血糖每次调整剂量增减 2～4U。需提醒患者低血糖发生的危险。

　　疗程:无禁忌证者可长期使用。

　　评价:英国糖尿病前瞻性研究揭示了 2 型糖尿病随病程延长血糖逐渐失去控制而病情进行性发展和控制血糖对减少糖尿病长期并发症方面的益处。当最大量口服药失效后,大多数患者采用了胰岛素治疗。胰岛素治疗可以改善血糖的控制,但这是以增加低血糖发生和体重增加为代价的。因此在确定治疗剂量时需遵循个体化原则,从小剂量开始逐渐加量。

　　方案 6　精蛋白生物合成人胰岛素预混 30R 注射液 6U,皮下注射,早餐前 30 分钟。

　　　　　或:精蛋白生物合成人胰岛素预混 30R 注射液 4U,皮下注射,晚餐前 30 分钟。

　　适用范围:在饮食、运动和口服降糖药治疗的基础上,HbAlc 较高的 2 型糖尿病患者,可以直接使用预混胰岛素作为胰岛素的起始治疗,并停用口服降糖药。

　　注意事项:注意胰岛素注射所带来的低血糖风险及长期皮下注射胰岛素所带来的体重增加。根据短效与中效胰岛素预混比例不同,市场上有精蛋白生物合成人胰岛素预混 30 注射液、精蛋白生物合成人胰岛素预混 50 注射液、门冬胰岛素 30R 注射液等。可根据患者血糖特点选用不同种类的胰岛素。胰岛素使用剂一般从小剂量开始。通常预混 30R 胰岛素早餐前使用总剂量的 2/3,晚餐前使用总剂量的 1/3。

　　疗程:无禁忌者可长期使用。

　　评价:此种治疗方式是糖尿病患者胰岛素治疗中最为常见的方案之一。与 4 次/天胰岛素治疗相比患者的接受程度较高,依从性较好。

四、疗效评价及随访

(一)治愈标准

目前此病尚不能根治。

(二)好转标准

见表 4-3。

表 4-3　2 型糖尿病的控制目标

检测指标	目标值
血糖（mmol/L）空腹	39～7.2
血糖（mmol/L）非空腹	≤10.0
HbAlc（%）	<7.0
血压（mmHg）	<130/80
HDL-C（mmol/L）男性	>1.0
HDL-C（mmol/L）女性	>1.3
甘油三酯（mmol/L）	<1.7
LDL-C（mmol/L）未合并冠心病	<2.6
LDL-C（mmol/L）合并冠心病	<2.07
体重指数（kg/m²）	<24
尿白蛋白/肌酐比值（mg/mmol）	
男性	<2.5（22mg/g）
女性	<3.5（32mg/g）
或：尿白蛋白排泄率	<20μg/min（30mg/24h）
主动有氧活动（分钟/周）	≥150

（三）随访和观察

预防是糖尿病控制的第一环节,包括在一般人群中宣传糖尿病的防治知识,如宣传糖尿病的定义、症状、体征、常见的并发症以及危险因素,提倡健康的行为,如合理饮食、适量运动、戒烟限酒、心理平衡;在重点人群中开展糖尿病筛查,一旦发现有糖耐量受损(IGT)或空腹血糖受损(IFG),应及早实行干预,以降低糖尿病的发病率。

1.病情监测

糖尿病患者应根据表 4-3 中所列出的相关控制指标,定期进行监测。

2.预防糖尿病病情加重的措施

(1)糖尿病教育,特别是糖尿病危险因素的控制,如肥胖、活动少、不适当的营养及生活方式等。

(2)加强筛查,尽早检出糖尿病。可采用以下方法:利用分期分批进行特殊人群体检,如干部体检、单位集中体检;利用其他个别的体检方式,如司机体检、婚前体检、出国前体检;通过各级医院门诊检查;加强对非内分泌专科医师的培训,使之能尽早发现糖尿病;对于一些因大血管病变、高血脂、肥胖及其他与糖尿病有关的疾病住院者,进行常规筛查。

筛查的方法可采用空腹血糖(FPG)或口服 75g 葡萄糖负荷后 2 小时血糖(2hPG),结果判断详见"糖尿病的诊断及分型"部分。

3.并发症

糖尿病并发症包括有急性和慢性并发症。对急性并发症患者要关注引起急性起病的诱因,重点随访血糖的控制,确保血糖的适合范围之内。对于慢性并发症糖尿病患者的随访和观察,更强调综合性的管理。不但要良好控制血糖,还要关注血压、血脂、体重和生活方式改变,及相应并发症疾病进展的情况,延缓并发症的进一步发展。

(四)预后

包括糖代谢在内的多种代谢指标控制良好情况下患者的预后良好。多种代谢指标控制不良导致的大血管病变和急性并发症常是患者致死的原因,血糖控制不良导致的微血管病变常是患者致死致残的重要原因。

第三节 2型糖尿病的血脂异常

一、概述

2型糖尿病发生心血管并发症的危险明显增加,美国国家胆固醇教育计划(NCEP)成人治疗组第三次报告(ATPⅢ)将糖尿病看作冠心病等危症,即糖尿病患者在10年内发生冠心病的绝对危险性高,即10年内发生冠心病事件的百分比≥20%。导致糖尿病患者冠心病危险性高的原因是多方面的,包括高血糖、高血压、血脂异常、吸烟、高凝状态和炎症因子的参与等。因此,对糖尿病,除积极控制血糖和血压外,还应重视对包括血脂异常在内的其他冠心病危险因素进行控制。

二、治疗

(一)一般治疗

2型糖尿病血脂异常的管理包括了饮食调节、运动、减轻体重、控制血糖和使用降脂药物等。

伴有高血压的2型糖尿病患者需同时严格控制糖尿病和(或)高血压。对2型糖尿病,理想的血糖控制可降低TG,HDL-C水平没有变化或轻度升高,LDL-C水平可有轻度的降低。但需注意噻嗪类利尿药可能增高血胆固醇和LDLC或甘油三酯,β-阻滞剂可能增高血甘油三酯和降低HDLC。钙拮抗剂和血管紧张素转换酶抑制剂对血脂影响少。

(二)外科治疗

外科手术治疗包括部分小肠切除和肝脏移植等,现已基本不用。

(三)活动

具有充沛体力活动的生活方式可加强心血管系统的功能和体能,改善胰岛素的敏感性、改善血压和血脂。运动治疗应成为所有糖尿病患者糖尿病管理方案中的一个必不可少的组成部分。所有患者均应在制订运动计划之前进行医学检查。

1.运动治疗的原则

运动治疗的原则是适量、经常性和个体化。运动计划的制订要在医务人员的指导下进行。

以保持健康为目的的体力活动为每日至少 30 分钟中等强度的活动,如慢跑、快走、骑自行车、游泳等。但是,运动项目要和患者的年龄、健康状况、社会、经济、文化背景相适应,即运动的项目和运动量要个体化。应将体力活动融入日常的生活中,如尽量少用汽车代步和乘电梯等。运动的强度可根据运动 1 小时后的心率与预期最大心率间的关系(有自主神经病变者不适用)来估计(表 4-4)。

表 4-4　运动强度和心率

强度	最大心率(%)*	强度	最大心率(%)*
非常轻	<35	强	78～89
轻	35～54	非常强	>90
中等	55～69	最强	100

＊最大心率＝220－年龄

2.运动治疗的安全性

运动治疗不应只强调运动的益处而且要注意和避免运动可能引起的危险,如运动有导致冠心病患者发生心绞痛、心肌梗死或心律失常的危险性;有增殖性视网膜病变的患者有发生玻璃体积血的可能性;有神经病变的患者有发生下肢(特别是足部)外伤的危险性。所有糖尿病患者在运动之前应做相应的检查。

(1)运动与血糖变化:所有接受胰岛素和促胰岛素分泌剂治疗的糖尿病患者均应了解运动对血糖的急性影响。除非在非常高的血糖水平(如>15mmol/L)的情况下,低到中等强度的运动可在运动中和运动后降低血糖的水平,增加发生低血糖的危险性。因此,应注意根据运动前后血糖的变化调整胰岛素和促胰岛素分泌剂的剂量,和在运动前和运动中增加碳水化合物的摄入量。相反,高强度的运动可在运动中和运动后的一段时间内增高血糖的水平并有可能造成持续性的高血糖,大(1)型糖尿病患者或运动前血糖已明显增高的患者,高强度的运动还可诱发酮症或酮症酸中毒,因此,应在血糖得到良好控制后进行运动。运动前,应避免在运动中要使用的肢体注射胰岛素。使用促胰岛素分泌剂和注射胰岛素的患者应避免在空腹时运动,运动的时间应在餐后一小时开始。酒精可加重运动后发生低血糖的危险性。

(2)运动与糖尿病的并发症:血管疾病:有如下表现者,中等强度到高强度的运动有加重潜在心血管疾病的危险性。应在运动前对患者的心血管疾病进行评估。年龄>35 岁;2 型糖尿病病程>10 年;1 型糖尿病病程>15 年;其他的心血管疾病的危险因素;有微血管病变:增殖型视网膜病变、肾病(包括微量白蛋白尿);外周血管病变;自主神经病变。

外周血管疾病:根据病情不同,可从事轻到中等强度的运动。

视网膜病变:有增殖型视网膜病变的患者不适合从事负氧运动、阻力运动、跳跃运动和包含憋气动作的运动。

肾病:可从事低到中等强度的运动。神经病变:有保护性感觉丧失的患者应避免负重运动和需要足部反复活动的运动项目,如跑步机、长距离行走、慢跑、踏楼梯运动;可进行游泳、骑车、划船、坐在椅子上的运动、上肢运动和其他非负重运动。应注意运动时所穿鞋子的舒适性,在运动前后常规检查足部。

（四）饮食

饮食治疗是所有糖尿病治疗的基础,是糖尿病自然病程中任何阶段预防和控制糖尿病必不可少的措施,不良的饮食习惯还可导致相关的心血管危险因素如高血压、血脂异常和肥胖。

对以代谢综合征为主要表现的肥胖、高 TG 和 HDL-C 过低的 2 型糖尿病患者,主要通过控制体重(控制总热卡和增加运动)和适当控制碳水化合物(碳水化合物占总热卡的 50%)。过高的碳水化合物(>总热卡的 60%)常伴有 HDL-C 降低和 TG 升高。鼓励患者通过营养师得到具体饮食指导,要戒烟和减少饮酒,改变不良的生活方式。

如患者的低密度脂蛋白胆固醇水平≥100mg/dl(2.6mmol/L),应使饱和脂肪酸的摄入量少于总热量的 10%,食物中的胆固醇含量应减少至<200mg/d。

三、药物治疗

（一）药物治疗原则

(1)治疗血脂紊乱的根本目的是减少心脑血管事件的发生率、死亡率和总死亡率。

(2)应根据是否已有冠心病或冠心病等危症以及有无心血管危险因素,结合血脂水平,进行全面评价,以决定治疗措施及血脂的目标水平。

(3)无论是否进行药物调脂治疗都必须坚持控制饮食和改善生活方式。

(4)根据血脂异常的类型及其治疗需要达到目标选择合适的调脂药物。

(5)需要定期地进行调脂疗效和药物不良反应的监测。

(6)将降低 LDL-C 作为首要目标。

血清 TG 的理想水平是<1.7mmol/L,HDL-C≥1.04mmol/L。对于特殊的血脂异常类型,如轻、中度 TG 水平升高(2.26～5.63mmol/L),LDL-C 水平达标仍为主要目标,非-HDL-C 达标为次要目标,即非 HDL-C=总胆固醇-HDL。C,其目标值为 LDL-C 目标值+0.78mmol/L(30mg/dl);而重度高甘油三酯血症[>5.65mmol/(500mg/dl)],为防止急性胰腺炎的发生,首先应积极降低 TG 水平。

（二）药物选择

1.选择药物

他汀类:国内已上市的他汀类有:辛伐他汀、洛伐他汀、普伐他汀、氟伐他汀、阿托伐他汀和瑞舒伐他汀。

贝特类:非诺贝特、苯扎贝特、吉非贝齐。

烟酸类:烟酸有速释剂和缓释剂两种剂型。

胆酸螯合剂:常用的胆酸螯合剂有考来烯胺、考来替泊。

胆固醇吸收抑制剂:依折麦布。

其他:普罗布考和 ω-3 脂肪酸。

2.调脂药物的联合应用

为了提高血脂达标率,同时降低不良反应的发生率,不同类别调脂药的联合应用是一条合理的途径。由于他汀类作用肯定、副作用少、可降低总死亡率以及有降脂作用外的多效性作用,联合降脂方案多由他汀类药物与另一种降脂药组成。

（1）他汀类与依折麦布联合应用：已有较多的临床试验观察了依折麦布与他汀类药物联合应用的降脂效果和安全性。10mg/d 依折麦布与 10mg/d 阿托伐他汀或辛伐他汀联合应用降低 LDL-C 的作用与 80mg/d 阿托伐他汀或辛伐他汀相当，使降脂达标率由单用他汀的 19% 提高到合用的 72%。依折麦布与其他他汀合用也有同样效果。合用并不增加不良反应。因此，依折麦布与低剂量他汀联合治疗使降脂疗效大大提高，达到高剂量他汀的效果，但无大剂量他汀发生不良反应的风险。因此，在大剂量使用他汀仍不能达标时，加用依折麦布也不失为当前的最佳选择。依折麦布副作用小，联合使用他汀类和依折麦布治疗的患者耐受性好。联合治疗不增加肝脏毒性、肌病和横纹肌溶解的发生。

（2）他汀类与贝特类联合应用：此种联合治疗适用于混合型高脂血症患者，目的为使 TC、LDL-C 和 TG 的水平明显降低，HDL-C 的水平明显升高。此种联合用药适用于治疗致动脉粥样硬化血脂异常，尤其在糖尿病和代谢综合征时伴有的血脂异常。联合治疗可明显改善血脂谱。由于他汀类和贝特类药物均有潜在损伤肝功能的可能，并有发生肌炎和肌病的危险，合用时发生不良反应的机会增多，他汀类和贝特类药物联合用药的安全性应高度重视。因此，开始合用时宜都用小剂量，采取晨服贝特，晚服他汀，避免血药浓度的显著升高。密切监测肝酶和肌酶，如无不良反应，可逐步增加剂量。在老年、女性、肝肾疾病、甲状腺功能减退的患者慎用他汀类和贝特类联合治疗，并尽量避免与大环内酯类抗生素、抗真菌药物、环孢素、HIV 蛋白酶抑制剂、地尔硫䓬、胺碘酮等药物合用。贝特类药中，吉非贝齐与他汀类合用发生肌病的危险性相对较多，但其他贝特类如非诺贝特与他汀类合用时，发生肌病的危险性较少。

（3）他汀类与烟酸类联合应用：在常规他汀治疗的基础上加用小剂量烟酸是一种合理的联合治疗方法，其结果表明联合治疗可显著升高 HDL-C，而不发生严重的不良反应。高密度脂蛋白动脉粥样硬化治疗研究（HATS）发现烟酸与他汀联合治疗可进一步降低心血管死亡，非致死性心肌梗死，血管重建术的比例。缓释型烟酸与洛伐他汀复方制剂的临床观察证实其疗效确切、安全，更利于血脂全面达标。

联合使用他汀类和烟酸缓释剂的患者中仍有 6% 因潮红难以耐受而停药。目前的研究并未发现他汀类和烟酸缓释剂联用增加肌病和肝脏毒性的发生。但由于烟酸增加他汀的生物利用度，可能有增加肌病的危险，同样需要监测肝酶和 CK，指导患者注意肌病症状，一旦发现征兆，及时就诊。联合治疗较单用他汀治疗有升高血糖的危险，但缓释制剂使这一问题大为减轻，糖尿病也并非是这种合用的禁忌证。在联合使用他汀类和烟酸时，应加强血糖监测。

（4）他汀类与胆酸螯合剂联合应用：两药合用有协同降低血清 LDL-C 水平的作用。他汀类与胆酸螯合剂联用可增加各自的降脂作用，并且研究还表明两者联用可延缓动脉粥样硬化的发生和发展进程，可减少冠心病事件的发生。他汀类与胆酸螯合剂合用并不增加其各自的副作用，且可因减少用药剂量而降少发生不良反应的风险。由于胆酸螯合剂具体服用的一些不便，此种联合方案仅用于其他治疗无效或不能耐受者。

（5）他汀类与 ω-3 脂肪酸联合应用：他汀与鱼油制剂 ω-3 脂肪酸合用可用于治疗混合型高脂血症。临床观察辛伐他汀（20mg/d）联合应用 ω-3 脂肪酸可进一步降低 TG，TC 和 ApoE。他汀同 ω-3 脂肪酸制剂合用是临床治疗混合型高脂血症有效而安全的选择。他汀类与鱼油制剂联合应用并不会增加各自的不良反应。由于服用较大剂量的 ω-3 多不饱和脂肪酸有增加出血的危险,并在糖尿病和肥胖患者增加热卡的摄入而不利于长期应用。

(三)2 型糖尿病血脂异常的预防与治疗

2 型糖尿病血脂异常的患者应坚持包括饮食、运动等非调脂药物治疗在内的长期治疗,否则极易复发。防止复发要经常监测血脂水平。如先开始饮食、运动等非调脂药物治疗,在 3 个月后复查血脂水平,达到目标后继续治疗,可每 6～12 个月复查一次;如开始药物治疗,一般首次随访在用药后 6～8 周,如果能达到治疗目标,可改为每 4～6 个月复查一次或更长(每年一次)。如开始治疗后未达目标,可能需要增加剂量、联用药或换药,仍每 6～8 周随访一次,直到达到目标后减至每 4～6 个月复查一次或更长。

(四)2 型糖尿病血脂异常治疗处方举例

2 型糖尿病血脂异常的治疗方案

方案 1　辛伐他汀片 10～40mg,口服,每晚 1 次。

适用范围:适用于原发性高胆固醇血症、杂合子家族性高胆固醇血症或混合性高胆固醇血症的患者,特别当饮食控制及其他非药物治疗不理想时;同时也适用于冠心病患者。

注意事项:患者接受辛伐他汀治疗以前应接受标准胆固醇饮食并在治疗过程中继续使用。①肝脏反应:本药应慎用在大量饮酒和(或)有肝病历史的患者。有活动性肝病或无法解释的氨基转移酶升高者应禁用辛伐他汀;②肌肉反应:应用辛伐他汀治疗的患者普遍有肌酸激酶(CK,来自骨骼肌)轻微的一过性升高,但这些并无任何临床意义。若发现肌酸激酶(CK)显著上升或诊断或怀疑肌痛,应立即停止辛伐他汀的治疗;③高三酰甘油血症:辛伐他汀只有中等程度降低三酰甘油的效果,而不适合治疗以三酰甘油升高为主的异常情况。

疗程:无禁忌证时应长期应用,维持血脂达标。

评价:经济,疗效确切。

方案 2　洛伐他汀片 10～80mg,口服,2 次/日。

适用范围:用于治疗高胆固醇血症和混合型高脂血症。

注意事项:用药期间应定期检查血胆固醇和血肌酸磷酸激酶。有肝病史者服用本品还应定期监测肝功能试验。氨基转移酶增高达正常高限的 3 倍,或血肌酸磷酸激酶显著增高或有肌炎、胰腺炎表现时,应停用本品。应用本品时如有低血压、严重急性感染、创伤、代谢紊乱等情况,须注意可能出现的继发于肌溶解后的肾功能衰竭。肾功能不全时,本品剂量应减少。本品宜与饮食共进,以利吸收。

疗程:无禁忌证时应长期应用,维持血脂达标。

评价:经济,疗效确切。

方案 3　普伐他汀钠片 10～40mg,口服,每晚 1 次。

适用范围:适用于饮食限制仍不能控制的原发性高胆固醇血症或合并有高甘油三酯血症患者(Ⅱa 和 Ⅱb 型),混合性高脂血症(高 LDL-C 和 TG)的患者。

注意事项:对纯合子家族性高胆固醇血症疗效差。治疗期间,应定期检查肝功能,如SGPT 和 SGOT 增高等于或超过正常上限三倍且为持续性的,应停止治疗。有肝脏疾病史或饮酒史的患者应慎用本品。使用过程中,患者如出现不明原因的肌痛、触痛、无力,特别是伴有不适和发热者,应立即报告医师。其他 HMG-CoA 还原酶抑制剂类降血脂药与环孢霉素,纤维酸衍生物,烟酸等同时服用,可增加肌炎和肌病的发生率,但本品与上述药物同时使用,临床试验表明并不增加肌炎和肌病的发生率。

疗程:无禁忌证时应长期应用,维持血脂达标。

评价:疗效确切。

方案 4　氟伐他汀钠胶囊 10~40mg,口服,每晚 1 次。

适用范围:饮食治疗未能完全控制的原发性高胆固醇血症和原发性混合型血脂异常(FredricksonⅡa 和Ⅱb 型),混合性高脂血症(高 LDL-C 和 TG)的患者。

注意事项:开始服用之前及治疗期间定期检查肝功能。如果谷丙转氨酶(AST)或谷草转氨酶(ALT)持续升高大于正常高限的 3 倍或以上,必需停药。要求慎用于有肝病史或大量饮酒的患者。

如出现不明原因的肌肉疼痛,触痛或无力合并磷酸肌酸激酶(CPK)水平显著升高(大于正常上限的 10 倍)特别是伴有发热或全身不适时,要考虑为肌病,必需停用本品。

包括本品在内的 HMG-辅酶 A 还原酶抑制剂对纯合子家族性高胆固醇血症的疗效尚无报告。

疗程:无禁忌证时应长期应用,维持血脂达标。

评价:疗效确切。

方案 5　阿托伐他汀钙片 10~40mg,口服,每晚 1 次。

适用范围:用于治疗高胆固醇血症和混合型高脂血症;冠心病和脑卒中的防治。

注意事项:用药期间应定期检查血胆固醇和血肌酸磷酸激酶。应用本品时血氨基转移酶可能增高,有肝病史者服用本品还应定期监测肝功能试验。在本品治疗过程中如发生血氨基转移酶增高达正常高限的 3 倍,或血肌酸磷酸激酶显著增高或有肌炎、胰腺炎表现时,应停用本品。应用本品时如有低血压、严重急性感染、创伤、代谢紊乱等情况,须注意可能出现的继发于肌溶解后的肾功能衰竭。肾功能不全时应减少本品剂量。本品宜与饮食共进,以利吸收。

疗程:无禁忌证时应长期应用,维持血脂达标。

评价:疗效确切。循证医学证据证实他汀类药物降低 TC、LDL-C 和 TG 水平,升高 HDL-C 水平,其中特别显著的是 LDL-C 水平大幅度降低;冠心病死亡率和致残率明显降低,尤其是总死亡率显著降低而非心血管病死亡率(如癌症、自杀等)并未增加。他汀类药物进行降脂治疗在冠心病的一级和二级预防取得益处,并表示该类降脂药物长期应用的良好安全性。

方案 6　非诺贝特片 100mg,口服,3 次/日;

或微粒化非诺贝特胶囊 200mg,口服,1 次/日。

适用范围:本品用于治疗成人饮食控制疗法效果不理想的高脂血症,混合性高脂血症(高 LDL-C 和 TG)的患者,低 HDL-C 血症的患者。

注意事项:本品对诊断有干扰,用药期间应定期检查:全血象及血小板计数;肝功能试验;血胆固醇、甘油三酯或低密度脂蛋白;血肌酸磷酸激酶。有可疑的肌病的症状或血肌酸磷酸激酶显著升高,则应停药。在治疗高血脂的同时,还需关注和治疗可引起高血脂的各种原发病,某些药物也可引起高血脂,如雌激素、噻嗪类利尿药和β-阻滞剂等。饮食疗法始终是治疗高血脂的首要方法,加上锻炼和减轻体重等方式,都将优于任何形式的药物治疗。

疗程:无禁忌证时应长期应用,维持血脂达标。

评价:疗效确切。其降甘油三酯及混合型高脂血症作用较胆固醇作用明显,普通片费用低廉,微粒型服用方便。

方案7 苯扎贝特片200mg,口服,3次/日。

或:苯扎贝特缓释片400mg,口服,1次/日。

适用范围:用于治疗高甘油三酯血症、高胆固醇血症、混合型高脂血症,低HDL-C血症的患者。

注意事项:本品对诊断有干扰,用药期间应定期检查:全血象及血小板计数;肝肾功能试验;血脂;血肌酸磷酸激酶。如用药后临床上出现胆石症、肝功能显著异常、可疑的肌病的症状(如肌痛、触痛、乏力等)或血肌酸磷酸激酶显著升高,则应停药。在治疗高血脂的同时,还需关注和治疗可引起高血脂的各种原发病,如甲状腺功能减退、糖尿病等。某些药物也可引起高血脂,如雌激素、噻嗪类利尿药和β-阻滞剂等,停药后,则不再需要相应的抗高血脂治疗。

疗程:无禁忌证时应长期应用,维持血脂达标。

评价:疗效确切,费用较高,缓释型服用方便。

方案8 吉非贝齐胶囊,300mg,口服,3次/日。

或:吉非贝齐胶囊600mg,口服,2次/日。

或:吉非贝齐缓释剂900mg,口服,1次/日。

适用范围:用于高脂血症。适用于严重Ⅳ或Ⅴ型高脂蛋白血症、冠心病危险性大而饮食控制、减轻体重等治疗无效者。也适用于Ⅱb型高脂蛋白血症、冠心病危险性大而饮食控制、减轻体重、其他血脂调节药物治疗无效者,混合性高脂血症(高LDL-C和TG)的患者,低HDL-C血症的患者。

注意事项:本品对诊断有干扰,用药期间应定期检查:全血象及血小板计数;肝功;血脂;血肌酸磷酸激酶。治疗3个月后如无效即应停药。若出现胆石症、肝功能显著异常、可疑的肌病的症状或血肌酸磷酸激酶显著升高,也应停药。本品停用后血胆固醇和甘油三酯可能反跳超过原来水平,故宜给低脂饮食并监测血脂至正常。在治疗高血脂的同时,还需关注和治疗可引起高血脂的各种原发病,某些药物也可引起高血脂,停药后,则不再需要相应的抗高血脂治疗。

疗程:无禁忌证时应长期应用,维持血脂达标。

评价:疗效确切,费用较高,缓释型服用方便。

方案9 烟酸缓释片0.5g,口服,1次/日,1~4周。

烟酸缓释片1g,口服,1次/日,4~8周。

烟酸缓释片2g,口服,1次/日,8周后。

根据患者的疗效和耐受性渐增剂量,最大剂量可加至每天剂量为2g。

适用范围:当单独使用限制饱和脂肪酸和胆固醇摄入的饮食疗法和其他非药物手段不能

奏效时,可以采取烟酸治疗,也适用于混合性高脂血症(高 LDL-C 和 TG)的患者,低 HDL-C 血症的患者。

注意事项:本品不能用同等剂量的速效烟酸制剂替代。对于从服用速释烟酸转为本品治疗的患者,应从低剂量开始,然后再逐渐增大剂量至产生较好疗效。大量饮酒和(或)有肝病史的患者应慎用本品,活动性肝病或原因不明的转氨酶升高患者禁用本品;在本品治疗期间注意进行肝功能检查,需特别注意转氨酶升高的患者,应立即复查并增加检查频率。患有黄疸肝炎、肝胆疾病、糖尿病或消化道溃疡的患者,在服用烟酸缓释片期间应该严格监控肝功能和血糖,以免出现严重不良反应。

疗程:无禁忌证时应长期应用,维持血脂达标。

评价:副作用较多,通常作为二线用药。

四、疗效评价及随访

(一)控制标准

1.HbA1c 目标

对多数非妊娠成人合理的 HbA1c 控制目标是<7%。对于部分无明显低血糖或其他治疗副作用的患者,建议更严格的 HbA1c 目标(如<6.5%)。对于有严重低血糖病史、预期寿命有限、有晚期微血管或大血管病并发症、有较多的伴发病,以及尽管实施了糖尿病自我管理教育(DSME)、适当的血糖检测或应用了包括胰岛素在内的多种有效剂量的降糖药物,而血糖仍难达标者的病程较长的糖尿病患者,建议 HbA1c 目标更为宽松(如<8%)。

2.血糖目标

餐前血糖控制目标值为 80~130mg/dl,餐后血糖峰值控制目标<180mg/dl。

(二)随访观察

1.病情监测

建议糖尿病患者每年检查血脂一次,检查的内容包括 TC、TG、HDL-C、LDL-C(由公式计算或直接测定)。根据血脂检查,如先开始饮食、运动等非调脂药物治疗,在 3 个月后复查血脂水平,达到目标后继续治疗,可每 6~12 个月复查一次;如开始药物治疗,一般首次随访在用药后 6~8 周,如果能达到治疗目标,可改为每 4~6 个月复查一次或更长(每年一次)。如开始治疗后未达目标,可能需要增加剂量、联合用药或换药,仍每 6~8 周随访一次,直到达到目标后减至每 4~6 个月复查一次或更长。随访内容包括评价调脂效果和副作用。

2.预防措施

(1)综合措施:2 型糖尿病血脂异常的预防包括饮食调节、运动、减轻体重、控制血糖。

(2)饮食调节:饮食治疗是所有糖尿病治疗的基础,是糖尿病自然病程中任何阶段预防和控制糖尿病必不可少的措施,不良的饮食习惯可导致相关的心血管危险因素如高血压、血脂异常和肥胖。

来自脂肪和油料不应超过膳食总热量的 30%,其中少于 1/3 的热量来自饱和脂肪,单不饱和脂肪酸和多不饱和脂肪酸之间要达到平衡。此原则是对饮食调节的总体要求,实际应用要个体化。要根据患者的血脂情况以及对血糖和体重的控制目标采取针对性措施。

碳水化合物所提供的热量应占总热量的 $55\%\sim65\%$，应鼓励患者多摄入复合碳水化合物及富含可溶性食物纤维素的碳水化合物和富含纤维的蔬菜。对碳水化合物总热量的控制比控制种类更重要。在碳水化合物总热量得到控制的前提下，没有必要严格限制蔗糖的摄入量。

蛋白质不应超过需要量，即不多于总热量的 15%。

鼓励患者通过营养师得到具体饮食指导，要戒烟和减少饮酒，改变不良的生活方式。

（3）运动：具有充沛体力活动的生活方式可加强心血管系统的功能和体能，改善胰岛素的敏感性、改善血压和血脂。

运动治疗的原则是适量、经常性和个体化。运动计划的制订要在医务人员的指导下进行。以保持健康为目的的体力活动为每日至少 30 分钟中等强度的活动，如慢跑、快走、骑自行车、游泳等。但是，运动项目要和患者的年龄、健康状况、社会、经济、文化背景相适应，即运动的项目和运动量要个体化。应将体力活动融入日常的生活中，如尽量少用汽车代步和乘电梯等。

（4）血糖和血压的控制：伴有高血压的 2 型糖尿病患者需同时严格控制糖尿病和（或）高血压。对 2 型糖尿病，理想的血糖控制可降低 TG，HDL-C 水平没有变化或轻度升高，LDL-C 水平可有轻度的降低。但需注意噻嗪类利尿药可能增高血胆固醇和 LDL-C 或甘油三酯，β-阻滞剂可能增高血甘油三酯和降低 HDL-C。钙拮抗剂和血管紧张素转换酶抑制剂对血脂影响少。

（三）预后

2 型糖尿病明显增加发生心血管并发症的危险，美国国家胆固醇教育计划（NCEP）成人治疗组第三次报告（ATPⅢ）将糖尿病看作为冠心病等危症。导致糖尿病患者冠心病危险性高的原因是多方面的，包括高血糖、高血压、血脂异常、吸烟、高凝状态和炎症因子的参与等。对血脂异常在内的冠心病危险因素进行控制的目的，主要是减少心血管并发症的发生及死亡。

第五章　药物在肾脏疾病中的应用

第一节　高血压性肾病

一、概述

高血压性肾病是指由于患者血压长期高出正常范围,没有得到很好控制,从而导致肾小动脉硬化、肾单位萎缩或消失等一系列肾脏功能和结构改变。本病患者往往合并有其他高血压靶器官损害,如动脉硬化性视网膜病变、左心室肥厚、冠心病、心力衰竭和脑动脉硬化等。影响本病发病的主要因素有:性别、年龄、种族以及是否合并糖尿病、高脂血症和高尿酸血症等。一般而言,本病多见于年龄＞40岁、高血压病史5～10年以上且血压长期得不到有效控制的患者,合并糖尿病、高脂血症和高尿酸血症者发病率高,男性发病率高于女性。本病治疗主要包括病因预防、饮食控制等非药物治疗和药物治疗措施,若在疾病早期就将血压控制在正常范围内,绝大多数患者病情进展缓慢,预后尚可。不过,当患者罹患恶性高血压并且血压得不到有效控制时,此时,心、脑、肾等重要脏器功能受损较为严重且病情进展迅速,预后不良,最终可导致患者死亡。

二、治疗

(一)康复措施

1.门诊治疗

患者临床症状轻,不影响生活与工作者,可采取门诊治疗。

2.住院治疗

恶性高血压、肾功能衰竭、伴发心衰等并发症者,可能危及患者生命安全或不能正常生活、工作者需住院治疗。

(二)一般治疗

减轻体重;保持健康生活方式;避免精神紧张、失眠等;戒烟、戒酒;避免长期服用对肾脏有损伤的药物,如吲哚美辛、阿司匹林、含马兜铃酸的中草药等药物。

(三)外科治疗

有嗜铬细胞瘤或夹层动脉瘤的继发性高血压患者可采取相应外科手术治疗。

(四)活动

适当运动,避免过度劳累。

(五)饮食

低盐、低脂、低蛋白饮食,控制食盐和蛋白质摄入,食盐摄入＜6g/d,蛋白质摄入＜0.8g/

（kg·d）。对肾功能不全、用碳酸氢钠预防代谢性酸中毒者，食盐摄入应限制在 2～3g/d 以内，蛋白质摄入＜0.6g/（kg·d）。避免进食富含嘌呤的事物，如动物内脏、海产品等。对合并糖尿病的高血压肾病患者，还应遵守糖尿病饮食，严格控制血糖。

三、药物治疗

（一）药物治疗原则

本病治疗的关键在于早期合理采用降压药物积极控制患者血压，进而防止病情进展以及其他并发症的发生。若患者已合并慢性肾功能不全或慢性肾功能衰竭，则除控制血压外，还需要积极处理贫血、钙磷代谢紊乱等并发症。高血压性肾病降压药物的使用应尽可能遵从以下原则：

（1）尽可能将患者血压控制在目标值（尿蛋白量＜1g/24h 者血压目标值为 130/80mmHg，蛋白量＞1g/24h 者血压目标值为 125/75mmHg）。

（2）尽可能保护肾脏功能，延缓肾病进展。

（3）尽可能降低心、脑血管等疾病发病风险。

（4）尽量选择不良反应少并对肾功能有保护作用的药物，尽可能减少尿蛋白，稳定或延缓高血压肾损害。

（5）为了使慢性肾脏病患者达到理想的血压，可联合应用多种降压药物。

（6）恶性肾小动脉硬化症患者短期内肾功能迅速恶化，在合并有高血压脑病、视力迅速下降、颅内出血等以及不能口服药物时，可静脉给药，如硝普钠，力争在 12～24 小时内控制血压。

（7）避免降压速度过急、过猛，以免造成肾脏、脑及心脏等重要脏器的缺血。

（8）对于已存在慢性肾功能不全或肾脏代偿能力下降的患者，在应用降压药物治疗时应注意调整药物的剂量和药物的不良反应。

（二）药物选择

1.血管紧张素转换酶抑制剂

适用于高血压、糖尿病或轻度肾功能减退患者。循证医学证实 ACEI 是目前公认的保护肾脏最有效的一类降压药物，对于高血压性肾病患者具有延缓肾损害的作用，也可用于只有蛋白尿而无高血压的患者。它扩张出球小动脉的作用强于其扩张入球小动脉的作用，一方面具有降低系统高血压、改善肾小球内"三高"延缓肾损害进展的"血压依赖性效应"，另一方面还有减少细胞外基质蓄积作用的"非血压依赖性效应"。当患者血清肌酐＜3mg/dl 时，可较为安全的使用 ACEI 降血压以及保护肾功能，但应警惕高钾血症的发生和监测血清肌酐的变化，若患者血清肌酐升高超过用药前 30%～50%，应及时停用 ACEI。现阶段对于血清肌酐＞3mg/dl 患者应用 ACEI 仍有争议，过去认为血清肌酐＞3mg/dl 时，不宜使用 ACEI，但近年来我国学者侯凡凡教授研究证实血清肌酐在 3～5mg/dl 时使用 ACEI 不仅有效，而且依然是安全的。目前，ACEI 类药物有 10 余种，选药原则为：①尽可能应用对肾组织渗透力高的药物。②尽可能选择通过肾脏及肾外双通道排泄的药物。③尽可能从小剂量开始应用 ACEI，尤其老年人肾脏相对血流不足，肾动脉粥样硬化，对 ACEI 格外敏感，若用药不当可以发生急性肾功能衰竭。④对于双侧肾动脉狭窄、少尿、高钾血症、妊娠、未行血液透析的尿毒症患者应慎用或禁用

ACEⅠ类药物。⑤单独应用 ACEI 时,如果能将患者血压控制至正常,则继续治疗;如不能控制,可将其剂量加倍或联合其他种类降压药物使用。ACEI 的主要不良反应为咳嗽、高钾血症、过敏、血管神经性水肿等。

2.血管紧张素Ⅱ受体拮抗剂

ARB 的治疗对象和禁忌证与 ACEI 基本相同,还可以适用于对 ACEI 不能耐受的高血压患者。ARB 对于降低患者收缩压和舒张压均有作用,具有长效、降压平稳、抑制左心室肥厚、肾脏保护和预防脑卒中的作用,并且某些种类 ARB 还能降低血尿酸、增加尿酸排泄。与 ACEI 相比尚有以下优点:不影响激肽代谢,无咳嗽等不良反应,有良好的耐受性;其疗效不受 ACE 基因多态性的影响;可抑制非 ACE 催化产生的血管紧张素Ⅱ(AngⅡ)的各种效应。

3.钙通道阻滞剂

CCB 包括二氢吡啶类和非二氢吡啶类两种亚型,同时可以按照药物剂型的不同分为长效制剂和短效制剂,主要适用于合并肾功能不全或糖尿病的高血压患者。短效制剂由于可引起患者血压较大波动,目前已不推荐长期使用。长效二氢吡啶类药物主要包括:非洛地平缓释片、氨氯地平、硝苯地平控释片等。二氢吡啶类 CCB 降低血压疗效肯定,但对肾脏的保护作用却存在争论。部分动物实验表明二氢吡啶类 CCB 扩张入球小动脉强于扩张出球小动脉,导致肾小球内"三高"状态加重,对保护肾脏不利。但近年来临床研究显示,肾小球疾病时使用 CCB 治疗高血压,只要把系统血压控制在目标值,亦可起到肾脏保护作用。非二氢吡啶类钙通道阻滞剂主要包括维拉帕米和地尔硫䓬,由于非二氢吡啶类钙通道阻滞剂对窦房结功能和房室传导有抑制作用,容易引起窦性心动过缓和房室传导阻滞。因此,非二氢吡啶类钙通道阻滞剂对心力衰竭、窦房结功能低下、心传导阻滞者禁用。相对于 ACEI 和 ARB 类降压药物而言,应用 CCB 禁忌证少,使用安全。

4.利尿剂

适用于高血压早期或轻型高血压患者,对盐敏性高血压有较强的降压效果。主要不良反应有低钾血症、高钙血症、高血糖和高脂血症等,故糖尿病、痛风和高脂血症患者应慎用。另外,对肾功能减退的患者也有不利影响,可引起血尿素氮和肌酐的增高。对于限制盐摄入困难的患者和容量依赖性高血压患者,应适当加用利尿剂。患者 GRF>30ml/mm 时,可使用噻嗪类药物。患者 GRF<30ml/min 时,可使用袢利尿剂,对于部分患者可联合使用两类利尿剂。保钾排钠类利尿剂不宜与 ACEI 合用,肾功能不全者严禁二者联合应用。

5.β受体阻滞剂

适用于心率偏快,心功能良好伴冠心病心绞痛的轻中型高血压患者。通过大量的临床实践认为 β 受体阻滞剂可有效地降低高血压,但其可导致心动过缓,诱发支气管哮喘、高血糖、高脂血症等。因此,对于合并哮喘、慢性阻塞性肺病和病态窦房节综合征的患者不宜使用,糖尿病患者也应慎用。

6.α受体阻滞剂

适用于伴有肥胖、高脂血症及肾功能不良的高血压患者。α受体阻滞剂对肾功能参数无明显影响,由于其可控制血压、调整血脂,所以对肾脏产生一定益处。常见不良反应为直立性低血压,尤其是首剂服药时容易发生,因此首次服药时应在临睡前药量减半服用,并注意尽量避免夜间起床。

7.联合使用多种降压药物

若患者初始血压较高或使用单一降压药物患者血压不达标,则可以考虑和其他种类降压药物联合使用,但并非任意降压药物均可以联合使用。一般推荐:二氢吡啶类钙通道阻滞剂联合噻嗪类利尿剂、二氢吡啶类钙通道阻滞剂联合 ACEI/ARB、二氢吡啶类钙通道阻滞剂联合 β受体阻滞剂和 ACEI/ARB 联合噻嗪类利尿剂。ACEI 和 ARB 能否联合应用存在争议,目前一般不推荐 ACEI 和 ARB 联合应用于降压治疗,但在肾脏病学领域,仍有学者建议 ACEI 和 ARB 联合应用于减少尿蛋白和延缓肾功能进展。

常用的可联合应用的降压药:

1)氨氯地平(2.5～10mg,1 次/日)+氢氯噻嗪(12.5～50mg,1～3 次/日);

2)非洛地平(5～10mg,1～2 次/日)+氢氯噻嗪(12.5～50mg,1～3 次/日);

3)氨氯地平(2.5～10mg,1 次/日)+福辛普利(10～40mg,1 次/日);

4)非洛地平(5～10mg,1～2 次/日)+福辛普利(10～40mg,1 次/日);

5)氨氯地平(2.5～10mg,1 次/日)+美托洛尔(25～50mg,2～3 次/日);

6)非洛地平(5～10mg,1～2 次/日)+美托洛尔(25～50mg,2～3 次/日);

7)福辛普利(10～40mg,1 次/日)+氢氯噻嗪(12.5～50mg,1～3 次/日);

8)贝那普利(10～20mg,1 次/日)+氢氯噻嗪(12.5～50mg,1～3 次/日)。

8.高血压危象的处理措施

降压目标是通过静脉输注降压药,1 小时内使平均动脉血压迅速下降<25%,在以后的2～6小时血压降至 160/100～110mmHg。若患者可以耐受且临床病情稳定,在以后 24～48小时血压逐步降至正常水平。高血压危象常用降压药有硝普钠、尼卡地平、乌拉地尔、肼屈嗪、拉贝洛尔、酚妥拉明等。有些高血压急症患者,用口服短效降压药可能有益,如卡托普利、拉贝洛尔、可乐定等。

(三)高血压性肾病复发的预防与治疗

患者若自行停药,即失去对病情的控制。本病需终身服药,应尽可能告知患者停药风险、增加患者依从性,对于自行停药、血压难以控制的患者,只需再次按照降压药物使用原则将血压控制到目标值即可。

(四)高血压性肾病及其并发症治疗处方举例

方案 1 卡托普利片剂 25mg,口服,3 次/日;

或:

依那普利片剂 10mg,口服,2 次/日。

适用范围:适用于 CKD1～4 期及透析、肾移植伴高血压患者。

注意事项:药物过敏者禁止使用。对于血肌酐>3mg/dl 患者使用时应注意监测尿量、血清钾以及血肌酐水平。

疗程:终身治疗。

评价:费用较少,但需每日多次服药,患者 24 小时血压波动大。

方案 2　贝那普利片 10mg,口服,1 次/日;

　　　　或:

　　　　福辛普利钠片 10mg,口服,1 次/日。

适用范围:适用于 CKD1～4 期及透析、肾移植伴高血压患者。

注意事项:药物过敏者禁止使用。对于血肌酐＞3mg/dl 患者使用时应注意监测尿量、血清钾以及血肌酐水平。

疗程:终身治疗。

评价:费用适中,患者依从性好,24 小时血压波动小。

方案 3　缬沙坦胶囊 80mg,口服,1 次/日;

　　　　或:

　　　　厄贝沙坦片 150mg,口服,1 次/日。

适用范围:适用于 CKD1～4 期及透析、肾移植伴高血压患者。

注意事项:药物过敏者禁止使用。对于血肌酐＞3mg/dl 患者使用时应注意监测尿量、血清钾以及血肌酐水平。

疗程:终身治疗。

评价:费用适中,患者依从性好,24 小时血压波动小。

方案 4　硝苯地平片 10mg,口服,3 次/日;

　　　　或:

　　　　尼群地平片 10mg,口服,3 次/日。

适用范围:适用于 CKD1～5 期及透析、肾移植伴高血压患者。

注意事项:药物过敏者禁止使用。

疗程:终身治疗。

评价:费用较少,但需每日多次服药,患者 24 小时血压波动大,不推荐长期使用。

方案 5　非洛地平控释片 10mg,口服,1 次/日;

　　　　或:

　　　　苯磺酸氨氯地平片 10mg,口服,1 次/日。

适用范围:适用于 CKD1～5 期及透析、肾移植伴高血压患者。

注意事项:药物过敏者禁止使用。

疗程:终身治疗。

评价:费用适中,患者依从性好,24 小时血压波动小。

方案 6　贝那普利片 10mg,口服,1 次/日＋氢氯噻嗪片 12.5mg,口服,1 次/日;

　　　　或:

　　　　福辛普利钠片 10mg,口服,1 次/日＋氢氯噻嗪片 12.5mg,口服,1 次/日。

适用范围:适用于 CKD1～4 期高血压伴容量负荷过多患者。

注意事项:药物过敏者禁止使用。对于血肌酐＞3mg/dl 患者使用时应注意监测尿量、血清钾以及血肌酐水平。

疗程:终身治疗。

评价:费用适中,患者依从性好,24 小时血压波动小。

方案 7 盐酸贝那普利片 10mg,口服,1 次/日+非洛地平控释片 10mg,口服,1 次/日;

或:

福辛普利钠片 10mg,口服,1 次/日+非洛地平控释片 10mg,口服,1 次/日。

适用范围:适用于 CKD1～4 期高血压患者,血压较高或单药难以控制。

注意事项:药物过敏者禁止使用。对于血肌酐＞3mg/dl 患者使用时应注意监测尿量、血清钾以及血肌酐水平。

疗程:终身治疗。

评价:费用稍高,患者 24 小时血压波动小。

方案 8 盐酸贝那普利片 20mg,口服,1 次/日+氢氯噻嗪片 25mg 口服,2 次/日

+非洛地平缓释片 10mg,口服,1 次/日+酒石酸美托洛尔片 25mg,口服,2 次/日;

或:

福辛普利钠片 20mg,口服,1 次/日+氢氯噻嗪片 25mg,口服,2 次/日

+苯磺酸氨氯地平片 10mg,口服,1 次/日+酒石酸美托洛尔片 25mg,口服,2 次/日。

适用范围:适用于 CKD1～4 期高血压患者,血压高且难以控制。

注意事项:药物过敏者禁止使用。对于血肌酐＞3mg/dl 患者使用时应注意监测血清钾以及血肌酐水平。

疗程:终身治疗。

评价:费用高。

四、疗效评价及随访

(一)治愈标准

无治愈标准。本病需终身服药,积极控制高血压,进而防止高血压性肾病的发生。

(二)好转标准

(1)对于已发生高血压性肾病的患者,需将血压控制在＜130/80mmHg,对于尿蛋白＞1g/24h 患者,血压应控制在＜125/75mmHg。

(2)对于有蛋白尿的患者,需尽量将尿蛋白量控制在＜1g/24h 内。

(三)随访观察

1.病情监测

病情平稳后,至少每 1～2 个月复诊 1 次;门诊复诊了解患者血压、尿蛋白量、血肌酐、肾功能及药物不良反应发生情况;评估生活质量;至少每 3 个月检查 1 次血清肌酐、血红蛋白、尿蛋白量。

2.预防复发的措施

(1)生活调理:提倡乐观生活态度和保持健康生活方式;体育锻炼、缓解精神压抑和紧张;戒烟、戒酒、遵医嘱服药;饮食因素,避免辛辣食物、富含高尿酸、高血脂食物等;避免使用导致

肾功能损伤的药物,如果不能避免,需要在医师指导下。

(2)长期服用降压药物:患者罹患高血压时,即便没有出现明显肾脏损害,也需要长期服药把血压控制在正常范围内。

(四)并发症

高血压性肾病系有患者血压长期高出正常范围且得不到合理控制所致,当患者病情进展到一定阶段,患者可以出现慢性肾功能不全或慢性肾功能衰竭。此外,高血压性肾病患者往往合并有高血压其他靶器官的损害,如高血压性心脏病、脑出血、脑梗死等并发症。

(五)预后

在疾病早期,若能将血压严格控制在正常范围内,则本病进展缓慢,预后尚可。若患者血压控制不佳,则随着时间进展,部分患者可最终发展至尿毒症阶段。患者预后往往取决于是否伴有高血压性心脏病、脑出血、脑梗死等并发症。合并有上述并发症时,患者预后往往不佳。

第二节 终末期肾病

一、概述

终末期肾病(ESRD),为自身的肾功能不可逆地下降,病情严重至必须进行透析或移植,否则足以致命。FJSRD处在慢性肾脏病(CKD)分期的第5期,此期主要指估计的肾小球滤过率(eGFR)低于每标准体表面积(1.73m²)15ml/min,或指那些需要透析的患者,不论肾小球滤过率高低。肾功能减退或丧失导致一系列调节紊乱,包括体液潴留(细胞外液容量负荷过量)、贫血、骨矿物质代谢紊乱、血脂异常及蛋白质能量营养不良。在 ESRD 患者中可以观察到的液体潴留会导致高血压、心室功能不全以及更多的心血管事件的发生。

二、治疗

(一)康复措施

1.门诊治疗

患者临床症状轻,不影响生活与工作者,可采取门诊治疗。

2.住院治疗

患者临床症状重,可存在有并发症,影响生活与工作者,可采取住院治疗。

(二)一般治疗

1.原发疾病和加重因素的治疗

有效治疗原发疾病和清除引起肾功能恶化的可逆因素。

2.终末期肾病的防治

是一个包含社会、心理、信息和生物医学的综合防治。一体化治疗是一个对患者进行终生监测、指导和治疗的系列过程,这一过程应是肾脏专科医师主导的多学科、多级别医院医师以及患者和其家属共同参与的过程。一体化治疗的目的在于减少并发症;提高生存率、生活质量,促进患者回归社会。

3.维持水、电解质平衡,纠正酸中毒

(1)脱水和低钠血症:尿毒症患者容易发生脱水和低钠血症,特别是长期食欲不振、呕吐和腹泻者,更是如此。一旦发生,应及时补充。但要注意对水钠耐受差的特点,补充不应过量,以免引起高钠血症和水中毒。

(2)低钾血症和高钾血症:尿毒症患者的血钾一般处在正常的低值,但使用利尿剂后,则极易发生低钾血症。这时应口服氯化钾或枸橼酸钾补充。只有在紧急情况下,才需要静脉补钾。无尿或使用保钾利尿剂后,则可引起高钾血症,其紧急处理可给予行血液透析治疗。

(3)纠正酸中毒:多数慢性肾衰患者,应经常口服碳酸氢钠,一般 $3\sim10g/d$,分 3 次服。严重酸中毒,需静脉补碱,并按血气分析予以调整剂量,同时根据病情考虑是否开始透析治疗。

4.肾性骨病治疗

(1)控制高磷血症:限制饮食中每日磷的摄入,应当小于 $800\sim1000mg$,若血磷仍不能达标,需使用磷结合剂,如碳酸钙、醋酸钙、司维拉姆,在进餐时同时口服,使用含钙的磷结合剂时,总的钙元素不要高于 $2000mg/d$。

(2)纠正低钙血症,防止高钙血症:当 CKD 患者校正血钙低于 $8.4mg/d(2.1mmol/L)$ 且伴有 PTH 高于靶目标值,或者有低钙血症的临床症状时,应当给予钙盐或者维生素 D 的治疗。CKD5 期的患者应当尽可能将血钙水平维持在正常范围的低限。

(3)补充维生素 D 或类似物:检测血清 25-OH-D 水平低于 $30ng/ml$ 需要补充普通维生素 D 并在治疗过程中增加血钙磷水平的监测频率。

(4)应用治疗骨质疏松药物:如二磷酸盐或生长激素治疗骨病。

(5)纠正酸中毒:定期监测患者的血清 CO_2 水平,必要时补充碳酸氢盐,将其维持在 $22mmol/L$ 以上。

(6)甲状旁腺切除术。

(7)及早发现血管钙化。

5.贫血的治疗

(1)肾性贫血的治疗目标:2007 年 K/DOQI 肾性贫血目标值为 Hb110~120g/L。

(2)肾性贫血的治疗:①红细胞生成刺激素:EPO 起始剂量为每周 $80\sim120IU/kg$。常用剂量为每周 $6000\sim9000IU$,分 $2\sim3$ 次皮下注射;②铁剂:铁蛋白 $<200ng/ml$ 时,每次 100mg,连续 10 次,铁蛋白 $200\sim600ng/ml$ 时,每 $1\sim2$ 周 1 次。

6.控制高血压

降压目标为:尿蛋白 $>1.0g/d$ 者,血压 $<125/75mmHg$;尿蛋白 $<1.0g/d$ 者,血压 $<130/80mmHg$。治疗方法常用的有:低盐饮食,利尿剂的应用,血管紧张素转换酶抑制剂和(或)受体拮抗剂的应用和血管扩张剂(主要用钙离子通道阻滞剂)等。

7.高脂血症治疗

原则同其他高脂血症,包括:①低脂饮食;②适当运动;③药物治疗:常用他汀类降脂药。

8.吸附剂治疗

口服药用碳片,可使肠道中尿素与其结合,而排出体外。

9.肠道清除治疗

利用大量液体通过鼻饲或口服透析盐(15g/d)来达到腹泻的方法,即肠道清除治疗,缺点是患者不易耐受。

10.防止心血管并发症

有效控制血压,纠正贫血和酸中毒,保持水、电解质平衡是基础。可考虑使用强心剂及扩血管药,也可行透析治疗。

11.控制感染

选用抗菌效率高、肾毒性小的药物。

12.血液透析疗法

(1)目前评价最佳治疗的标准是:①治疗要个体化和能测定透析量;②能有效地清除小分子和中分子量尿毒症毒素;③能精确控制容量超滤;④适当的治疗时间;⑤不引起心血管不稳定的并发症;⑥减少或推迟透析骨病、贫血等慢性透析并发症的发生;⑦治疗过程中和治疗后患者的生理改变尽可能不影响患者的日常生活。

(2)适应证:限制蛋白摄入不能缓解的食欲减退、恶心等尿毒症症状;难以纠正的高钾,血症;难以控制的进展性代谢性酸中毒;保守治疗难以控制的水钠潴留,引起充血性心力衰竭、急性肺水肿;尿毒症性心包炎;尿毒症性脑病和进展性神经病变。除此之外,对保守治疗依从性差的患者应早期准备肾脏替代治疗,以免发生威胁生命的尿毒症并发症或电解质失衡。

(3)透析前处理:确定原发病;去除急性加重的可逆因素;治疗尿毒症的并发症;建立血管通路或腹腔通路。

(4)血液透析充分性的评价:大量关于血液透析预后的研究证明,血液透析的剂量与患者并发症的发病率和死亡率有相关性。终末期肾脏病(ESRD)患者接受充分的血液透析治疗可使死亡率下降。

透析充分性的基本指标:

1)尿素氮(BUN)及血肌酐(Scr):尿素氮和血肌酐是尿毒症毒性物质之一,可以大致表示尿毒症的严重程度。透析前尿素氮以 28.56mmol/L(80mg/dl)为宜,高于此值可能透析不充分或者蛋白质摄取过多,尿素氮透析后下降至透析前水平的 1/2 或 1/3 为佳,肌酐透析前为 $442\sim884\mu mol/L(5\sim10mg/dl)$,它通常表明透析充分与否或活动量的多少,透析后下降至 $176\sim265.2\mu mol/L(2\sim3mg/dl)$。

2)电解质、酸碱平衡:透析前低血钙、高血钙、高血磷、高血镁,透析后血钙、血磷、血镁近于正常,血钾偏低。透析前 pH7.3,碳酸氢盐浓度 10mmol/L,而透析后 1 小时 pH7.4,碳酸氢盐浓度 20mmol/L,透析后 3 小时 pH 及碳酸氢盐浓度出现偏碱现象。

3)干体重:干体重指患者在体液正常稳定状态下的体重,即在透析后既不存在水潴留,也没有脱水现象。判断干体重的有关因素包括:面容,没有眼睑及面部水肿;胸部 X 线片心影不扩大,肺野清晰,无胸腔积液征;血压正常,除非伴有肾素依赖性高血压;在透析稳定超滤脱水的条件下,临下机前患者出现低血压,透析后起床头晕或出现虚脱表现,说明已到干体重。

（三）外科治疗

1.适应证

各种肾脏疾病进展至终末期阶段,经一般治疗无效或各种原因造成的不可逆肾衰竭,均可行肾移植。

2.术前准备

（1）受者的体格检查、病史评估及相关实验室检查;

（2）供者的评估及选择。

3.并发症

（1）外科并发症:出血、肾动静脉血栓形成、血管吻合口破裂肾动脉狭窄、尿瘘、输尿管梗阻、切口感染、淋巴囊肿、移植肾破裂。

（2）各种感染并发症:细菌性感染、结核菌感染、真菌感染、病毒感染。

（3）其他非感染性长期并发症:移植后高血压、移植后糖尿病、高脂血症、移植后肿瘤、无菌性骨坏死、移植物的再发性疾病、移植物肾小球病。

4.禁忌证

恶性肿瘤、活动性肝炎、严重血管性疾病、近期有心肌梗死发生者、活动性结核、艾滋病或HIV 携带者、预期寿命小于 5 年者、未治愈的消化道溃疡。

（四）活动

按有氧健身计划适当活动,避免过度劳累。

（五）饮食

（1）蛋白质的摄入量应根据患者的肾功能加以调整,采用低蛋白饮食,但以不产生负氮平衡为原则[一般 0.8g/(kg·d)],应给优质蛋白,如蛋类、乳类、鱼、瘦肉等,限制植物性蛋白质的摄入。

（2）保证足够能量摄入,以碳水化合物为主。

（3）补充维生素以 B 族和维生素 C 为主。

（4）饮水量应视具体情况而定,尿量每日在 1000ml 以上,无水肿者不必严格限水。

（5）钠盐不必过分限制,因储钠功能减退,尿中有钠盐丢失。

（6）少尿者应严格限制含磷含钾的食物。

（7）必需氨基酸疗法:口服或静滴必需氨基酸或仅-酮酸,如 α-酮酸每次 4～8 片,3～4 次/日,凡用该法应忌食含非必需氨基酸丰富的食物,并进食低量优质蛋白[一般 0.6g/(kg·d)],以促进机体利用尿素合成非必需氨基酸,继而与必需氨基酸合成人体蛋白质,从而达到降低血尿素氮的目的。

三、药物治疗

（一）药物治疗原则

针对不同的并发症选择合适的药物。

（二）药物选择

1.纠正水、电解质平衡

透析者加强超滤和限制钠水的摄入。高钾血症:应首先治疗引起高钾的原因和限制从饮食中摄入钾,首先用10%的葡萄糖酸钙20ml,稀释后缓慢静脉注射,继之用5%的碳酸氢钠100ml静脉推注,5分钟注射完成后用50%葡萄糖50～100ml加普通胰岛素6～12U静脉注射,经上述处理后,如血钾不降,应即做透析。

2.维持酸碱平衡类药

多数慢性肾衰患者,应经常口服碳酸氢钠,一般3～10g/d,分3次服。HCO_3低于13.5mmol/L,尤以伴有昏迷或深大呼吸时,应静脉补碱,一般先将HCO_3提高到17.1mmol/L。每提高$HCO_3$1mmol/L,需要5%碳酸氢钠0.5ml/kg,如因纠正酸中毒而引起低钙血症,可给予10%葡萄糖酸钙10ml稀释后缓慢静脉注射。

3.神经精神系统受累时用药

癫痫发作时予以地西泮注射(10～20mg)有效,但因其作用时间短需同时长效抗癫痫药物以防再发。在心电监测的情况下,每分钟不超过50mg的速度注入苯妥英钠200mg,或缓慢滴注地西泮100～150mg/24h。

4.高血压

对容量依赖型高血压应控制水、钠摄入,并配合利尿剂及降压药。利尿剂中以呋塞米及依他尼酸钠效果最好。对肾素依赖型血管紧张素转换酶抑制剂及血管紧张素Ⅱ受体拮抗剂,如赖诺普利、福辛普利、贝那普利、培哚普利、依那普利、卡托普利、氯沙坦、缬沙坦、替米沙坦、氯沙坦等,还可用钙离子拮抗剂及β受体阻滞剂,还有α、β受体阻滞剂等。可联合应用,使血压降到理想水平。

5.贫血治疗

详见肾性贫血。

6.肾性骨病

详见其治疗。

7.皮肤瘙痒

外用乳化剂,口服抗组胺药物,控制高磷血症及强化透析。

8.胃肠透析

药用炭片,尿毒清(1包,3～5次/日),口服透析盐(15mg,3次/日)。

9.维持氮平衡

复方α-酮酸片(4～8片,3次/日),配合低蛋白饮食。

(三)终末期肾病复发的预防与治疗

无。

(四)终末期肾病并发症治疗

常见的并发症:感染;心血管:是尿毒症患者死亡的首要因素;肾性贫血及营养不良;肾性骨病;尿毒症性脑病;高钾血症、代谢性酸中毒等。其各自治疗措施详见各有关章节。

血液透析并发症的治疗:

1.即刻并发症

(1)失衡综合征:是指在透析过程中或透析结束后不久出现的以神经、精神系统为主的症候,常持续数至 24 小时后逐渐消失。轻度失衡时只有头痛、焦虑不安或恶心、呕吐,严重时可有意识障碍,癫痫样发作,昏迷甚至死亡。原因有尿素氮代谢产物清除过速,脑组织反应性酸中毒,特发性渗透物质作用,低钠血症,透析中低血糖等。治疗:静脉注射 50% 高渗葡萄糖 40~60ml 或 3% 的盐水 40ml;症状明显者给予 20% 甘露醇 250ml 脱水,并给予其他减轻脑水肿的措施;发生抽搐时静脉注射地西泮 10~20mg;血压高及心律失常者给予相应对症处理。

(2)低血压:临床表现为无症状性低血压,但大部分患者有头晕、胸闷不适,面色苍白,出冷汗,眼前发黑、恶心、呕吐、心率加快和肌肉痛性痉挛,甚至一过性意识丧失。其发生的原因有效血容量减少,自主神经病变和血管收缩降低,内分泌性因素,醋酸盐不耐受等,患者平卧,头低位,将负压、血流量调低,以减少过滤作用,快速静脉注入生理盐水 100~200ml 或 50% 葡萄糖 60ml。如有可能,给予输血、白蛋白、血浆。若输液 500ml 以上血压仍不回升,可用升压药并进一步检查原因,给予相应措施。

(3)低氧血症:原因有肺通气功能减退,肺内弥散障碍等。治疗:氧气吸入(2L/min,40% 的氧气)。预防:氧气吸入,过氧化氢内供氧,供给葡萄糖,使用碳酸氢盐透析液,提高透析膜生物相容性。

(4)心血管并发症:心律失常,原因有高钾血症,低钾血症,病毒感染,洋地黄类药物毒性反应,根据其病因给予相应的处理,并给予抗心律失常药。心包填塞,透析中发生多为出血性,常在原有尿毒症性心包炎基础上,由于肝素应用而引起心包腔出血,透析中发生者,及时停止透析,用鱼精蛋白中和肝素。颅内出血,仍采用血液透析治疗者至少在 7~10 天之内不用肝素抗凝。

(5)溶血:原因有透析液低渗,透析液温度过高,透析用水中氯、氯胺或硝酸盐含量过高,消毒剂残留,游离铜离子作用,异型输血,血泵或管道内表面对红细胞的机械性损伤。发生时应立即停止血泵,夹住血路导管,有贫血者立即补充新鲜血液并给予纯氧吸入,有高钾者给予对症处理。预防:定期检修机器,认真监测透析液成分,透析用水应使用反渗水。

(6)空气栓塞:有脑性抽搐时给予静脉注射地西泮 10~20mg,有脑水肿或昏迷者可给予地塞米松及脱水剂治疗,用肝素及低分子右旋糖酐增加微循环功能。

2.远期并发症

(1)心血管系统:高血压;左心室功能不全;冠状动脉疾病;心内膜炎;心律失常;脂质代谢紊乱。

(2)呼吸系统:肺水肿;胸腔积液;肺部感染;低氧血症;高钾、低磷血症或糖负荷过多引起的呼吸衰竭。

(3)消化系统:胃肠道疾病,如食管炎,胃炎及消化性溃疡,肠缺血和肠梗死,肠梗阻,憩室病,肠穿孔,淀粉样变,血管畸形,胃肠道出血;胰腺疾病;肝脏疾病,如肝损害,透析相关性腹水。

(4)血液系统:贫血,出血,白细胞异常,铁负荷过度。

(5)神经系统:中枢神经系统疾病,如透析脑病,Wernicke 脑病,尿毒症性脑萎缩,脑血管病变及周围神经病变、自主神经病变。

(6)继发性甲状旁腺功能亢进与肾性骨病。

(7)皮肤干燥、瘙痒。

（五）终末期肾病及其并发症的治疗处方举例

1.终末期肾病的治疗处方举例

方案　复方 α-酮酸片,4～8 片/次,口服,3 次/日。

适用范围:配合低蛋白饮食,预防和治疗因慢性肾功能不全而造成蛋白质代谢失调引起的损害,延缓肾脏病进展。对于 GFR＜25ml 的慢性肾脏病患者可以长期服用。

注意事项:本品宜在用餐期间服用,使其充分吸收并转化为相应的氨基酸。应定期监测血钙水平,并保证摄入足够的热量。不要把药品存放在儿童接触得到的地方。请勿服用超过有效期的产品。

疗程:终身服用。

评价:复方 α-酮酸具有独特特性。由于氨基转移至酮基类似物利用了氮,故而抑制了尿素产生。尿素生成抑制能持续至停补酮基类似物后 8 天(滞留现象)。因此,疗效较为显著(临床证据 B 级)。

2.终末期肾病并发症(肾病贫血)的治疗方案

方案　①红细胞生成刺激素:EPO 常用剂量为每周 6000～9000IU,分 2～3 次皮下注射;②铁剂:铁蛋白＜200ng/ml 时,每次 100mg,连续 10 次,铁蛋白 200～600ng/ml 时,每 1～2 周 1 次。

适用范围:合并有肾性贫血的患者。

注意事项:高血压、透析通路血栓、高钾血症、纯红细胞性再生障碍性贫血、ASA 低反应。

疗程:根据血红蛋白调整。

评价:HB,Hct 及 RBC、网织红细胞计数、血清铁、铁蛋白、总铁结合率、转铁蛋白饱和度。

四、疗效评价及随访

（一）治愈标准

无。

（二）好转标准

肌酐、尿素氮降低,各系统并发症有所改善。

（三）随访观察

1.病情监测

长期门诊随访,行肾功能、电解质、血常规、血磷、肝功能及 PTH 等各方面的检查,并给予长期透析治疗。肾移植患者需长期监测血药浓度。

2.预防复发的措施

无。

3.并发症

(1)感染。

(2)心血管并发症:是尿毒症患者死亡的首要因素。

（3）肾性贫血及营养不良。

（4）肾性骨病。

（5）尿毒症性脑病。

（6）高钾血症、代谢性酸中毒等。需预防和减少并发症的发生,随时监测病情变化。

（四）预后

个体差异较大。与综合治疗、遗传以及患者的社会、经济条件等有关,一般来说预后较差。

第三节　肾性骨病

一、概述

慢性肾脏病(CKD)患者常存在着矿物质代谢紊乱,在 20 世纪 30 年代的个案报告中被称为肾性侏儒症或肾性佝偻病及肾性纤维囊性骨炎。中国内分泌专家刘士豪、朱宪彝,将该病统一命名为肾性骨营养不良(ROD),并一直沿用至今,目前一般简称肾性骨病。近年也有人提出"慢性肾病—矿物质和骨代谢病变"(CKD-MBD)的概念,即 CKD 患者体内矿物质和骨代谢异常引起的多系统病变(尤以骨骼外多系统钙化为突出)所组成的临床综合征。肾性骨病在 CKD 早期即可发生,透析阶段几乎均发生肾性骨病。CKD3 期就应该开始进行肾性骨病相关的钙、磷和全段甲状旁腺激素(IPTH)水平的监测和治疗。

肾性骨病可分为高转化性肾性骨病,又称继发性甲状旁腺功能亢进性骨病、低转化性肾性骨病及混合性骨病。继发性甲状旁腺功能亢进(SHPT)是引起高转化性肾性骨病的主要原因,其不仅可引起骨骼的严重损害,而且可以加重钙、磷代谢异常,引起皮肤瘙痒、贫血、神经系统损害及心血管疾病等。合理应用活性维生素 D,严格监测血 IPTH、钙、磷和钙磷乘积等,是治疗 SHPT 的重要手段。

二、治疗

（一）康复措施

1.门诊治疗

患者临床症状轻,不影响生活与工作者,可采取门诊治疗。

2.住院治疗

伴有并发症的中重度肾性骨病患者,或不能正常生活与工作者需住院治疗。

（二）一般治疗

提倡乐观生活态度,保持健康生活方式。给予强化透析,即每周 3 次血液透析,eKt/V 应该＞1.2;高通透析和高生物相容性膜;血液透析滤过、血液滤过、每日短时透析、夜间透析;超纯透析液;血液透析或腹膜透析的透析液钙浓度应为 2.5mmol/L。部分患者需应用较高或较低钙浓度的透析液。透析液的钙浓度可能需要多次调整。

在低甲状旁腺激素伴随无动力性骨病发生时,应考虑更低透析液钙浓度(如 1.0～1.25mmol/L)。此时,甲状旁腺激素的分泌受刺激而增高、骨转运增加。IPTH 应至少达到

100pg/ml 以避免无动力性骨病的发生。由于此种治疗可以导致显著的骨矿物质流失,因此不能长期应用。

如果 IPTH 水平超过 300pg/ml,透析液的钙浓度应再次调整。需注意防止低透析液钙浓度过度刺激甲状旁腺素分泌而导致高转运性肾性骨病,临床诊治的重点也应放在高钙血症原发病因的确定和治疗上。

在透析的早期阶段,由于患者的钙平衡和钙浓度无法维持,需应用高钙透析液(通常为 1.75mmol/L)。

(三)外科治疗

1.适应证

(1)对于伴有高钙和(或)高磷血症,药物治疗无效的严重的甲状旁腺功能亢进症[血清 IPTH 水平持续>800pg/ml(88.0pmol/L)],建议行甲状旁腺切除术。

(2)甲状旁腺次全切或全切后甲状旁腺组织自体移植,可使严重甲状旁腺功能亢进症获得有效的治疗。

评价:有些建议提出甲状旁腺体积已经增大的患者可能已不能应用药物治疗,因此认为,应用超声或放射性核素技术可以比较可靠地推断药物治疗的效果。但遗憾的是目前尚无足够的证据支持这种观点;甲状旁腺切除术的方法不一,次全切、全切、甲状旁腺组织移植或不移植都取得了很好的效果,对此没有对比研究,效果和复发率差异无显著性。有些意见提出甲状旁腺全切术不适合计划进行肾移植的患者,因为术后的血钙水平很难控制;有人提倡甲状旁腺探查术前应进行影像学检查,这对某些病例有帮助,有人认为没有必要。对于术前进行和不进行影像学检查尚无对比研究;与手术切除甲状旁腺不同,最近发明了一种在超声引导下将无水乙醇注入甲状旁腺组织使其硬化的方法。但尚无评价其远期效果的长期观察研究。由于没有严格的手术适应证、术式选择的不同、手术只选择在有限的患者进行,同时缺乏随访资料,以及所选研究对象的不同,因此对于这一 CKD 并发症目前尚难提供结论性的指南。

尽管甲状旁腺切除术目前尚无严格的手术适应证,也没有研究确定一个预测药物治疗无效必须手术治疗的生化指标,尽管手术切除的复发率很高,但当药物治疗无效时,选择手术的确能使亢进的甲状旁腺功能得到有效控制。需要重点强调的是,如果选择做甲状旁腺组织移植,应该取最少可能发生结节状增生的少许组织。计划进行肾移植的患者建议不要选择甲状旁腺全切术,因为术后血钙水平的控制将成为棘手的问题。

2.术前准备

测定血钙、尿钙、血磷和血中碱性磷酸酶含量;测定肾功能及系统检查有无尿路结石;拍 X 光片检查骨骼脱钙情况,如有骨质疏松和脱钙变化,应嘱患者卧床休息,避免发生病理骨折;行 B 超、CT 检查,必要时做上纵隔充气造影,排除肿瘤情况。

3.并发症

可发生伤口出血、呼吸道梗阻、感染、喉上与喉返神经损伤、甲状旁腺暂时性或永久性功能减退。

4.禁忌证

合并甲状旁腺癌已发生肺、肝、骨等远处转移者;病情已发展到晚期,合并有肾衰竭,颈、胸、腰椎发生病理性骨折者。

(四)活动

避免高强度活动。

(五)饮食

1.饮食磷控制

当 CKD3 期和 4 期患者的血磷水平升高[＞4.6mg/dl(1.49mmol/L)]或肾衰竭患者(5期)血磷＞5.5mg/dl(1.8mmol/L)时,需把饮食磷控制在 800～1000mg/d 的水平(根据每日蛋白质需要量调整)。在开始饮食限磷后每周要监测血磷水平。

2.饮食钙的摄入

CKD 患者应摄入适当的钙以防止负钙平衡,而这些患者饮食中的钙又是受到限制的,因此需要额外补充钙剂。CKD 患者饮食钙的摄入是低的,建议 CKD 患者的适宜钙摄入量(饮食加药物补充)应该是 2.0g/d。对于进展性的 CKD 患者,钙的摄入应为 300～700mg/d;而血液透析的患者平均为 549mg/d。当 CKD 患者饮食钙摄入低于 20mg/(kg·d)时就会出现肠道的负钙平衡;但钙摄入在 30mg/(kg·d)左右时就可以达到中性平衡。

三、药物治疗

(一)药物治疗原则

肾性骨病的一般治疗以控制饮食和药物治疗为主,辅以透析液钙离子浓度的合理应用。继发性甲状旁腺功能亢进的药物治疗原则是降低血磷、调整血钙和合理应用活性维生素 D,严格监测血 IPTH、钙、磷和钙磷乘积,根据 CKD 的不同分期,要求血 IPTH 及钙、磷水平和钙磷乘积维持在目标值范围。

(二)药物选择

(1)降低血磷:含钙的磷结合剂(碳酸钙、醋酸钙);不含钙的磷结合剂(盐酸司维拉姆);含铝的磷结合剂(氢氧化铝)。

(2)调整血钙:碳酸钙、醋酸钙。

(3)活性维生素 D:骨化三醇、阿法骨化醇。

(三)肾性骨病复发的预防与治疗

CKD 早期就出现矿物质代谢紊乱和骨病,并贯穿于肾功能进行性丢失的全过程中,而且受治疗的影响可以使其减缓恶化。因此,从 CKD 早期就应开始采取措施防治矿物质和骨代谢紊乱,这对延长 CKD 患者的生存尤为重要。在 GFR20～60ml/(min·1.73m^2)的 CKD 患者中,可以通过补充维生素 D_2(钙化醇)或维生素 D_3(骨化三醇)来防止营养性的维生素 D 缺乏或不足。如果有明确的维生素 D 缺乏的证据则需要治疗,最好的治疗方法是应用维生素 D,尽管所需的剂量要大于治疗维生素 D 不足的剂量。对于维生素 D 缺乏的预防,推荐的维生素 D 每日剂量为 60 岁以上者 800IU,60 岁以下的成年人 400IU。

(四)肾性骨病并发症治疗

并发症包括骨折和骨质疏松等。CKD 第 5 期患者髋骨骨折的发生率高。透析人群髋部骨折危险性比正常人群增加 4 倍。年龄、进入透析的时间、女性和糖尿病等因素会增加骨折危险性。一项研究发现,IPTH 水平较低的透析患者发生骨折的危险性增加。而椎骨粉碎性骨折危险性的增加也与 DEXA 测量骨密度的减少和 IPTH 水平降低有关。透析人群的老龄化使其骨质疏松的危险性增加。对于已经开始治疗的肾性骨病患者,定期门诊随访和监测相关指标尤为重要,以便随时调整治疗方案,从而避免由于治疗过度而带来的相应并发症发生。

(五)肾性骨病及其并发症治疗处方举例

1.调整钙磷的治疗方案

方案 1　碳酸钙片 1～6g/d,3 次/日,口服。

适用范围:在 CKD 第 3 期和第 4 期如果限制饮食中磷的摄入仍不能将血磷和 IPTH 水平控制在目标范围内的患者。

注意事项:当校正的血清钙超过 2.54mmol/L 时,如果患者使用含钙的磷结合剂治疗,其剂量应该减少或改用非钙、非铝、非镁的磷结合剂(Ⅰ类,D 级),含钙的磷结合剂所提供的元素钙不应超过 1500mg/d,而总的元素钙摄入(包括饮食钙)不应超过 2000mg/d。含钙的磷结合剂不应用于有高钙血症的透析患者(校正钙＞2.54mmol/L)或连续 2 次血浆 IPTH 水平＜150pg/ml 的患者。关于服用磷结合剂的理想时间,目前还缺乏相应的研究,但一致认为应该在餐前 10～15 分钟或餐中服用。

疗程:遵医嘱。

评价:该方案为Ⅰ类,C 级,含钙的磷结合剂对降低血磷水平是有效的,它可以应用于初始的磷结合治疗。目前还没有关于 CKD 第 3 期和第 4 期的评估磷结合剂的前瞻对照研究。

方案 2　盐酸司维拉姆 800～1600mg/d,2～3 次/日,口服。

适用范围:在 CKD 第 5 期,有高钙血症的透析患者(校正钙＞2.54mmol/L)或连续 2 次血浆 IPTH 水平＜150pg/ml 的患者,或者有严重的血管钙化或其他软组织钙化的透析患者,推荐使用非钙、非铝、非镁的磷结合剂(Ⅰ类,B 级)。

注意事项:对于那些接受含钙的磷结合剂治疗而每日元素钙摄入量超过 2g 的患者,NKF-DOQI 工作组强烈推荐使用非钙、非铝、非镁的磷结合剂以减少总钙的摄入。在透析患者中,如果在使用了含钙的磷结合剂或其他不含钙、铝、镁的磷结合剂后,血磷仍然偏高[大于 5.5mg/dl(1.78mmol/L)],则需要联合用药。

疗程:遵医嘱。

评价:在 CKD 的第 3 期和第 4 期,血钙水平经常是低的,导致继发性甲状旁腺功能亢进。在 CKD 的第 5 期,目前的证据认为磷结合剂的选择应该根据患者的偏好、依从性、并发症、不良反应、价格、控制钙磷乘积(理想范围为＜55mg/dl)和限制总钙摄入时对血磷的控制能力等方面综合考虑。盐酸司维拉姆是目前可以使用的药物,它还有一个额外的好处就是降低血清 LDL 胆固醇的水平。

方案 3　氢氧化铝片 0.6～0.9g,3 次/日,口服。

适用范围:对于经过上述措施及充分透析后仍血磷＞2.26mmol/L 的患者,只能短期使用一个疗程含铝的磷结合剂(4 周),然后改用其他的磷结合剂。对这类患者应该考虑增加透析频度(Ⅰ类,B 级)。

注意事项:接受铝剂治疗的患者应避免使用枸橼酸钙,这是由于枸橼酸可以增加铝从肠道的吸收从而容易导致急性铝中毒。然而 NKF-DOQI 工作组承认,虽然长期服用可能增加急性铝中毒的发病率,但是血磷水平高于 6.5~7.0mg/dl(2.10~2.20mmol/L)所引起的死亡率也在增加;所以这两个问题应该权衡考虑。

疗程:连续使用不得超过 7 天;症状未缓解,请咨询医师或药师,最长不超过 4 周。

评价:无。

2.活性维生素 D 合理应用的方案

方案 1　骨化三醇胶囊 0.25μg,1 次/日,口服。

适用范围:主要适用于轻度继发性甲状旁腺功能亢进患者或中重度继发性甲状旁腺功能亢进患者维持治疗阶段。CKD3~4 期的患者,在发现血清 IPTH 超过相应目标范围时(CKD3 期>70pg/ml,CKD4 期>110pg/ml,血清 25-OH-VitD 水平低于 30ng/ml),给予活性维生素 D 治疗。

注意事项:在应用维生素 D 治疗前,患者血清校正总钙水平低于 9.5mg/dl,血清磷水平低于 4.6mg/dl,使钙磷乘积<55mg/dl。对于肾功能快速恶化的患者和依从性差以及不能随访的患者不应给予维生素 D 治疗。血清校正总钙水平大于 9.5mg/dl(2.38mmol/L)和(或)血磷水平大于 4.6mg/dl(1.49mmol/L)则停用活性维生素 D 的治疗。在开始治疗后的前 3 个月内至少每月检查 1 次血清钙、磷水平,之后每 3 个月复查 1 次;血浆 IPTH 水平应至少每 3 个月复查 1 次、持续 6 个月,之后每 3 个月复查 1 次。

疗程:若能使 IPTH 降低至目标范围,可减少原剂量的 25%~50%,甚至隔日服用。并根据 IPTH 水平,不断逐渐调整剂量,避免 IPTH 水平的过度下降及反跳,直至以最小剂量维持 IPTH 在目标值范围。如果 IPTH 水平没有明显下降,则增加原来剂量的 50%,治疗 4~8 周后 IPTH 仍无下降或达到目标范围,可试用大剂量间歇疗法。

评价:该方案为 I 类,A 级,在 CKD 的早期可以应用活性维生素 D 治疗继发性甲状旁腺功能亢进和高转运性肾性骨病。该方案使得 CKD 患者的这种并发症在进一步发展恶化之前有了很好的治疗手段。

方案 2　当 IPTH 为 300~500pg/ml 时:骨化三醇胶囊 1μg,每周 2 次,口服 4~8 周
　　　　IPTH 未达标
　　　　骨化三醇胶囊 1.25μg,每周 2 次,口服
　　　　当 1PTH500~1000pg/ml 时:骨化三醇胶囊 2μg,每周 2 次,口服 4~8 周 IPTH
　　　　未达标
　　　　骨化三醇胶囊 2.5μg,每周 2 次,口服
　　　　当 IPTH>1000pg/ml 时:骨化三醇胶囊 4μg,每周 2 次,口服 4~8 周 IPTH 未
　　　　达标
　　　　骨化三醇胶囊 5μg,每周 2 次,口服

适用范围:适用于中重度患者;限制磷摄入,应用钙剂/磷结合剂;根据 IPTH 水平,合理应用活性维生素 D;严格监测血 IPTH、钙、磷和钙磷乘积,调整药物剂量。

注意事项：血清校正总钙水平大于 9.5mg/dl(2.37mmol/L)则停用活性维生素 D 的治疗，直至血钙水平降至 9.5mg/dl(2.37mmol/L)以下再重新开始活性维生素 D 的治疗，此时的剂量应减半。如果原先应用的是每日最低剂量，则改为隔日服用；血磷水平大于 4.6mg/dl(1.49mmol/L)则停用活性维生素 D 的治疗，直至血磷水平≤4.6mg/dl(1.49mmol/L)再重新开始活性维生素 D 的治疗，剂量不变。

疗程：如果经治疗 4～8 周后，IPTH 水平没有明显下降，则每周 $1,25\text{-}(OH)_2\text{-}VitD_3$ 的剂量增加 25%～50%。一旦 IPTH 降到目标范围，$1,25\text{-}(OH)_2\text{-}VitD_3$ 剂量减少 25%～50%，并根据 IPTH 水平，不断调整剂量。最终选择最小的 $1,25\text{-}(OH)_2\text{-}VitD_3$ 剂量间断或持续给药，维持 IPTH 在目标范围。

评价：无。

四、疗效评价及随访

(一)治愈标准

矫正钙＝血清总钙(mg/dl)＋0.8×[4-人血白蛋白浓度(g/dl)]＝血清总钙(mmol/L)＋0.2×[4-血白清蛋白浓度(g/L)/10]。

1.CKD3 期

IPTH35～70pg/ml(3.85～7.7pmol/L)，矫正血钙浓度 2.10～2.38mmol/L(8.4～9.5mg/dl)，血磷 0.87～1.49mmol/L(2.7～4.6mg/dl)。

2.CKD4 期

IPTH 70～110pg/ml(7.7～12.1pmol/L)，矫正血钙浓度 2.10～2.38mmol/L(8.4～9.5mg/dl)，血磷 0.87～1.49mmol/L(2.7～4.6mg/dl)。

3.CKD5 期

IPTH150～300pg/ml(16.5～33.0pmol/L)，矫正血钙浓度 2.10～2.54mmol/L(8.4～10.2mg/dl)，血磷 1.13～1.78mmol/L(3.5～5.5mg/dl)。

血钙、血磷浓度应尽量接近目标值低限为佳。钙磷乘积应尽可能维持较低钙磷乘积，使 CaxP＜55mg/dl(4.52mmol/L)，达到这一目标的最好办法是将血磷控制在靶目标范围内。

(二)好转标准

经治疗后血钙、血磷、IPTH 水平基本接近或达到其相对应 CKD 分期的靶目标值。

(三)随访观察

1.病情监测

(1)所有 GFR＜60ml/(min.1.73m²)的 CKD 患者均应测定血钙、磷和 IPTH 水平。检查频率应根据 CKD 的分期制订：

3 期：IPTH 的测定，每 12 个月；血钙/磷的测定，每 12 个月；

4 期：IPTH 的测定，每 3 个月；血钙/磷的测定，每 3 个月；

5 期：IPTH 的测定，每 3 个月；血钙/磷的测定，每 1 个月。

(2)应用活性维生素 D 治疗时，血 IPTH、钙、磷水平的监测，检查频率应根据 CKD 的分期制订：

3～4 期:IPTH 的测定,在最初治疗的 6 个月内至少每月测定 1 次,以后可改为每 3 个月测定 1 次;血钙/磷的测定,在最初治疗的 3 个月内至少每月测定 1 次,以后可改为每 3 个月测定 1 次。

5 期:IPTH 的测定,在最初治疗的 3 个月内至少每月测定 1 次(最好每 2 周测定 1 次),当达到目标范围后,以后可改为每 3 个月测定 1 次;血钙/磷的测定,在最初治疗的 1～3 个月内至少每 2 周测定 1 次,以后可改为每月测定 1 次。

2.预防复发的措施

提倡乐观生活态度和保持健康生活方式;体育锻炼、缓解精神压抑和紧张;戒烟、戒酒;遵医嘱服药;从 CKD 早期就应开始采取措施防治矿物质和骨代谢紊乱,这对延长 CKD 患者的生存尤为重要。在 GFR20～60ml/(min·1.73m²) 的 CKD 患者中,可以通过补充维生素 D_2(钙化醇)或维生素 D_3(骨化三醇)来防止营养性的维生素 D 缺乏或不足。如果有明确的维生素 D 缺乏的证据则需要治疗,最好的治疗方法是应用维生素 D,尽管所需要的剂量要大于治疗维生素 D 不足的剂量。对于维生素 D 缺乏的预防,推荐的维生素 D 每日剂量为 60 岁以上者 800IU,60 岁以下的成年人 400IU。

3.并发症

CKD 第 5 期患者髋骨骨折的发生率高。透析人群的老龄化使其骨质疏松的危险性增加。对于已经开始治疗的肾性骨病患者,定期门诊随访和监测相关指标尤为重要,以便随时调整治疗方案,从而避免由于治疗过度而带来的相应并发症发生。

(四)预后

长期的矿物质和骨代谢紊乱会导致软组织钙化等不良后果,但经早期的防治可明显改善患者的生存质量和延长寿命。

第六章 药物在皮肤疾病中的应用

第一节 大疱性类天疱疮

一、概述

大疱性类天疱疮(BP)是一种好发于中老年人的自身免疫性表皮下大疱病,主要特征是正常皮肤或红斑风团基础上发生水疱、大疱,疱壁厚、紧张不易破溃,尼氏征阴性。组织病理为表皮下水疱,免疫病理显示基底膜带 IgG 和(或)C3 沉积,血清中存在针对基底膜带成分的自身抗体。BP 发病机制尚未完全阐明,致病性自身抗体与大疱性类天疱疮自身抗原(BPAG)结合并激活补体,引起后续一系列的免疫炎症反应是本病发病的重要环节。本病治疗以糖皮质激素为主,必要时联合免疫抑制剂,大多数患者的病情可以得到有效控制,预后相对良好。

二、治疗

(一)康复措施

1.门诊治疗

患者临床症状轻,不影响生活与工作者,可在医师监控下采取门诊治疗。

2.住院治疗

皮损广泛影响正常工作生活者,或者病变顽固需要系统应用较大剂量糖皮质激素或需要联合应用免疫抑制剂者需要住院治疗。治疗目的在于控制新皮损的发生和严重瘙痒等症状,防止过大的紧张性水疱和糜烂面造成的继发病变。

(二)一般治疗

加强支持疗法;对水疱、大疱数量多者应适量补充血浆或白蛋白,预防和纠正低蛋白血症。

(三)饮食

宜进食富含营养的易消化食物,可适当摄入高蛋白饮食。糖皮质激素系统治疗期间宜低盐饮食。

三、药物治疗

(一)药物治疗原则

大疱性类天疱疮是一种自限性疾病,多数患者可在 5 年内自然缓解。治疗关键在于糖皮质激素等免疫抑制剂的合理应用,大剂量激素和免疫抑制剂具有明显副作用和增加死亡率的危险。在糖皮质激素应用之前(1953 年)本病死亡率为 24%,目前报告的死亡率在 6%～41% 不等。本病发病机制尚未完全阐明,目前认为其发病机制主要环节为:致病性自身抗体产生并与 BP180、BP230 等自身抗原结合,固定并激活补体系统,引起肥大细胞脱颗粒,趋化中性粒细胞、嗜酸细胞等炎细胞在局部浸润并释放中性粒细胞弹性蛋白酶(NE)、基质金属蛋白酶 9

(MMP-9)等蛋白水解酶和多种炎症介质,造成明显的免疫炎症反应,导致在表皮—真皮粘附中起重要作用的分子结构和功能受损,最终发生表皮下水疱。因此,本病治疗的总原则是:用较低剂量糖皮质激素控制病情、预防药物副作用和并发症、争取病情的稳定和自然缓解。

（1）糖皮质激素系统应用是最成熟的治疗手段,推荐起始剂量（以泼尼松龙为例）:局限或轻症病例每日 20mg 或 0.3mg/kg；中度病例每日 40mg 或 0.6mg/kg；重症病例每日 50～70mg 或 0.75～1mg/kg。从治疗一开始就应注意测定并预防骨质疏松的发生；

（2）对于皮损局限的 BP 病例,强效糖皮质激素外用疗法值得尝试；

（3）轻、中度患者也可以考虑应用四环素和烟酰胺；

（4）免疫抑制剂不应作为最初治疗的常规选项,在糖皮质激素的剂量不能减量到满意水平时可以采用免疫抑制剂。其中硫唑嘌呤最常用,对于合并银屑病的 BP 病例可考虑应用氨甲蝶呤；

（5）外用糖皮质激素是一种有效治疗措施,任何 BP 患者都可采用。

（二）药物选择

1.常用药物

糖皮质激素（系统给药）如泼尼松龙、泼尼松；抗生素（四环素类）和烟酰胺；硫唑嘌呤；氨苯砜（DDS）和磺胺类药物。

2.其他免疫抑制剂

环磷酰胺；氨甲蝶呤；环孢素；吗替麦考酚酯（霉酚酸酯）；静脉注射免疫球蛋白；苯丁酸氮芥；利妥昔单抗和达克珠单抗。

（三）大疱性类天疱疮复发的预防与治疗

本病呈慢性经过,虽然有反复发作的特点,但多数患者在 3～5 年内可自行缓解。预防复发的主要措施是小剂量糖皮质激素的巩固和维持,激素减量过程中如果有新的水疱发生,小于 5 个可维持激素剂量不变继续观察,大于 5 个可将激素剂量增加 25%。对于病情顽固易复发的病例,在糖皮质激素减量过程中可酌情联合应用免疫抑制剂。

（四）大疱性类天疱疮并发症治疗

常见并发症是皮损处继发细菌感染,其诊疗措施包括:

（1）进行细菌培养和药敏试验。

（2）给予外用抗生素制剂,如莫匹罗星乳膏。

（3）重症感染或伴发热等全身症状时酌情给予口服或注射抗生素。

（五）大疱性类天疱疮及其并发症治疗处方举例

1.重症大疱性类天疱疮的治疗方案

方案 1　泼尼松片,6.75～1.25mg/(kg·d),口服。

适用范围:重症大疱性类天疱疮。

注意事项:应注意糖皮质激素的常见不良反应。

疗程:遵医嘱。

评价:一项对照研究将泼尼松 0.75mg/(kg·d)和 1.25mg/(kg·d)治疗 BP 进行了比较,

结果在第 21 天和第 51 天时的治愈率无差别但 1.25mg/(kg·d)时死亡率高于 0.75mg/(kg·d)。对于大多数 BP 患者的治疗,推荐使用较小的剂量。

方案 2　硫唑嘌呤,1.7～2.5mg/(kg·d),口服。

适用范围:重症大疱性类天疱疮单纯糖皮质激素治疗效果不满意或不能耐受糖皮质激素的患者。

注意事项:应注意骨髓抑制等硫唑嘌呤的常见不良反应。

疗程:遵医嘱。

评价:硫唑嘌呤只能作为大疱性类天疱疮治疗的二线选择,其疗效缺乏大样本循证医学证据。有 2 个小样本的病例对照研究在硫唑嘌呤减少激素用量方面的结果并不一致,一个研究认为联合硫唑嘌呤能够减少糖皮质激素总量的 45%,而另一项研究则认为联合硫唑嘌呤并不能减少糖皮质激素的用量。单独应用硫唑嘌呤的一组病例观察发现对大疱性类天疱疮有一定的疗效。临床应用硫唑嘌呤时既要考虑疗效,还要特别注意其不良反应,有条件时用药前应检测硫嘌呤甲基转移酶(TMPT)水平。

方案 3　氨甲蝶呤,7.5～10mg,1 次/周,口服、肌内注射或静脉注射。

适用范围:重症大疱性类天疱疮单纯糖皮质激素治疗效果不满意或不能耐受糖皮质激素的患者。

注意事项:应注意骨髓抑制、肝功损害、胃肠道不适等常见不良反应。

疗程:遵医嘱。

评价:氨甲蝶呤是大疱性类天疱疮治疗的二线选择,常与糖皮质激素联合应用,也可单独使用。一项对 34 例 BP 患者的治疗分析发现,氨甲蝶呤联合泼尼松治疗 BP 患者病情得到有效改善,泼尼松的需要剂量明显减少;一项 18 例 BP 患者的治疗观察中在治疗的开始阶段先外用糖皮质激素,临床缓解后给予氨甲蝶呤 7.5～10mg,每周一次口服,经过 6～10 个月后其中 13 名患者可以停止治疗,随访平均 7.8 个月无复发;另一组报告 11 例老年 BP 患者,仅用小剂量氨甲蝶呤(5～12.5mg/周),在 4～30 天内所有患者均明显好转。

方案 4　丙酸氯倍他索软膏 10g:5mg,外用,2 次/日。

适用范围:重症大疱性类天疱疮未破溃的皮疹。

注意事项:应注意糖皮质激素的常见不良反应。

疗程:遵医嘱。

评价:对于重症 BP 患者,配合外用氯倍他索比单纯大剂量泼尼松[1mg/(kg·d)]更加安全有效。但每日两次外涂不方便且费用较贵。存在发生皮肤萎缩或局部感染等副作用的可能性。对于重症 BP 患者,糖皮质激素系统应用仍应作为首选治疗。

2.轻症大疱性类天疱疮的治疗方案

方案 1　丙酸氯倍他索乳膏 10g:5mg,外用,2 次/日。

适用范围:轻症大疱性类天疱疮未破溃的皮疹。

注意事项:应注意糖皮质激素的常见不良反应。

疗程:遵医嘱。

评价:氯倍他索霜剂皮损处外用,每日两次在 BP 的治疗中显示出良好的疗效。外用氯倍他索比系统应用泼尼松更加安全有效。对于轻症 BP 患者,外用强效糖皮质激素制剂可以作为首选治疗方案。

方案 2　四环素片 500～2000mg/d,口服。

　　　　＋烟酰胺片　先从 500mg/d 开始,逐渐增加到 1500～2500mg/d。

适用范围:轻症大疱性类天疱疮,尤其不宜系统应用糖皮质激素的病例。

注意事项:有肾脏损害者不宜用四环素。疗程:遵医嘱。

评价:一项小样本的随机对照研究说明四环素和烟酰胺可以作为轻到中度 BP 患者的一线治疗,疗效与应用糖皮质激素相当,但副作用明显减少。

方案 3　泼尼松片,0.3～0.75mg/(kg·d),口服。

适用范围:轻症大疱性类天疱疮。

注意事项:应注意糖皮质激素的常见不良反应。

疗程:遵医嘱。

评价:对于轻症 BP 患者的治疗,推荐使用较小剂量的糖皮质激素。一项对 50 例 BP 患者分别给予较大剂量和较小剂量的糖皮质激素治疗研究,发现较大剂量和较小剂量的疗效无显著差异。

四、疗效评价及随访

(一)治愈标准

(1)水疱大疱完全消退,可遗留色素沉着或粟丘疹。

(2)糖皮质激素逐渐减量至维持量,病情稳定。

(3)血清 BP180-ELISA 指数明显下降或达到正常范围。

(二)好转标准

(1)水疱大疱开始消退。

(2)瘙痒减轻,新发生的水疱大疱数目明显减少。

(三)随访观察

1.病情监测

(1)病情平稳后激素减量过程中至少每月复诊一次。

(2)门诊复诊了解患者病情是否稳定,有无新的水疱发生。偶尔有个别水疱发生时是可以接受的,并且表明患者没有处在被过度治疗中。

(3)注意了解有无胃肠道等其他不适,以及患者的饮食、血压等情况,及时预防、避免糖皮质激素的不良反应。

(4)每月复诊复复查血常规、肝功能、离子、血糖等生化指标,每三个月复查一次血清 BP180-ELISA 指数,酌情行骨密度、骨盆 X 片等检查了解有无骨质疏松及其程度。

(5)评估患者的生活质量,评估糖皮质激素的疗效、不良反应以及减量和维持的方案。

2.预防复发的措施

预防复发的关键在于糖皮质激素治疗的正确减量和维持,减量过快甚至突然停药是复发的最常见原因。激素减量过程中如果有新的水疱发生,小于 5 个时可维持激素剂量不变继续观察,大于 5 个时可将激素剂量增加 25%。对于特别顽固的病例可联合免疫抑制剂治疗以防止激素减量过程中的复发。

3.并发症

本病的并发症有疾病本身的并发症和药物治疗(主要是激素)的并发症。疾病本身可能因皮损破溃、糜烂发生各种感染;糖皮质激素治疗的常见并发症有水电解质紊乱、血糖升高、血压升高、白细胞升高、骨质疏松症、胃肠道不适甚至溃疡、继发感染、向心性肥胖、多毛症、多汗症等;免疫抑制剂治疗时还可能发生骨髓抑制、肝肾功能损害等。要注意检测并积极预防。

(四)预后

本病预后相对良好,大多数患者对糖皮质激素治疗反应良好,病情有效控制后经过 1～2 年的减量、维持,可以达到治愈。部分病例在激素减量中病情反复,加大激素用量后仍然有效。少数病情严重或顽固的病例需要联合免疫抑制剂等措施。糖皮质激素治疗的并发症是影响本病预后的关键因素,发生严重复杂的感染、消化道出血等严重并发症可能会危及生命。

第二节 带状疱疹

一、概述

带状疱疹由人疱疹病毒 3 型(HHV-3)即水痘-带状疱疹病毒(VZV)引起,以沿单侧周围神经分布的簇集性小水疱为特征,常伴明显的神经痛。人是 VZV 的唯一宿主,初次感染发生水痘或呈隐性感染,后病毒潜伏于脊髓后根神经节或脑神经感觉神经节内;当机体抵抗力下降时,潜伏病毒被激活,沿感觉神经轴索下行,到达该神经所支配区域的皮肤内复制,产生水疱,同时受累神经发生炎症、坏死,产生神经痛。本病愈后可获得较持久的免疫,恶性肿瘤、免疫功能力低下等患者可反复发作。

二、治疗

(一)康复措施

对于无并发症的急性患者无须特别的康复措施,对于后遗神经痛的患者,热疗、电刺激疗法等措施可能对本病有所帮助,目前缺乏规范的临床研究。

(二)一般治疗

1.物理疗法

可选用 810nm 半导体激光或紫外线(UVA)局部照射,能迅速减轻疼痛,缩短病程。

2.对症处理

减轻疼痛、减少渗出、防止继发感染。

3.局部治疗

以消炎、干燥、收敛、防止继发感染为原则。3%硼酸溶液湿敷,若有感染可用 2%呋喃西林溶液湿敷;阿昔洛韦软膏外涂。莫匹罗星软膏外用可防止继发性感染。局部应用 0.02%辣椒素霜可用于慢性后遗神经痛。对于眼带状疱疹,局部处理非常重要,以 5％的阿昔洛韦溶液滴眼或涂抹,每日 2～3 次,为防止角膜粘连可用阿托品扩瞳。

4.活动

全身状况比较差的患者需要卧床休息,避免过度劳累。

5.饮食

补充高蛋白食物。

三、药物治疗

(一)药物治疗原则

治疗目的是抗病毒、止痛、预防感染、减少并发症。按照疾病的严重程度选择药物,症状轻者可自愈,对症处理即可;症状重者要采取抗病毒治疗,同时给予对症处理及辅助治疗。对老年人、恶性肿瘤患者、免疫抑制及严重的带状疱疹患者采取积极抗病毒治疗。同时给予对症处理、营养支持治疗及辅助治疗。

(二)药物选择

1.抗病毒药物

阿昔洛韦、泛昔洛韦、伐昔洛韦。

2.糖皮质激素

(与抗病毒药物联用)泼尼松、复方倍他米松注射液。

3.短效镇痛药

(与抗病毒药物联用)双氢对乙酰氨基酚-可待因(路盖克)。

4.抗感染药物

莫匹罗星软膏。

5.非甾体镇痛剂

对乙酰氨基酚。

6.低效阿片类镇痛剂

羟考酮、曲马朵、可待因。

7.高效中枢性阿片类

镇痛剂丁丙诺啡、吗啡。

8.外用止痛剂利

多卡因软膏。

9.交感神经阻滞剂

利多卡因。

10.神经损毁剂

乙醇、酚甘油。

(三)带状疱疹的预防与治疗

美国于 1996 年对儿童进行了减毒活疫苗接种,结果显示可以阻止原发性水痘的发生,其发生率下降可以在一定程度上根除带状疱疹,但是这种细胞免疫为基础的疾病在再次暴露于野生型病毒株时,疾病又会复发,在带状疱疹濒临消失的社区出现了大量 60 岁以上的老年患者,这些报道支持了这一理论。尽管如此,美国的早期研究数据显示,疫苗接种不但可以降低发病率而且可以有效地降低后遗神经痛的发生。

(四)带状疱疹并发症治疗

后遗神经痛治疗原则:止痛、改善生活质量。

1.根据疼痛程度,按阶梯给药

step1:非甾体镇痛剂,对乙酰氨基酚,1.5~5g/d。step2:非甾体镇痛剂＋低效阿片类镇痛剂,羟考酮,5mg,需要时 4 小时 1 次;或曲马朵,200~400mg/d;或可待因,120mg/d。step3:外周镇痛剂＋高效中枢性阿片类镇痛剂,丁丙诺啡,1.5~1.6mg/d;或口服吗啡,30~360mg/d。带状疱疹后遗神经痛为持续性疼痛,采用阶梯给药,根据疼痛程度递进选择药物。注意长效或高效镇痛药的成瘾性。

2.外用止痛剂

利多卡因软膏,适量外用。因辣椒辣素软膏可能造成部分患者局部皮肤刺激,甚至加重疼痛,外用止痛剂一般选择利多卡因软膏。

3.交感神经阻滞

利多卡因神经阻滞。不作为首选,疗效有待进一步观察。

4.神经损毁

乙醇、酚甘油神经毁损疗法。其他方法效果不佳或疗效不能维持时方考虑此方法。

(五)带状疱疹及其并发症治疗处方举例

1.带状疱疹治疗方案

方案 1　阿昔洛韦片,800mg/次,5 次/天,口服。

适用范围:免疫力正常的带状疱疹患者。

注意事项:肾功能不全者需调整剂量,未批准用于孕妇。免疫功能正常者,疗程一般不需超过 7 天。

疗程:7~10 天。

评价:急性期,特别是 40 或 72 小时内给药显著起效,费用较低。

方案 2　伐昔洛韦片,1000mg/次,3 次/天,口服。

适用范围:免疫力正常、老年患者。

注意事项:肾功能不全者需调整剂量,未批准用于孕妇。免疫功能正常者,疗程一般不需超过 7 天。

疗程:7 天。

评价:急性期,特别是 40 小时或 72 小时内给药显著起效。伐昔洛韦效果优于阿昔洛韦,但费用较贵。

方案 3　泛昔洛韦片,250~500mg/次,3 次/天,口服。

适用范围:免疫力正常、老年患者。

注意事项:肾功能不全者需调整剂量,未批准用于孕妇。免疫功能正常者,疗程一般不需超过 7 天。疗程:7 天。评价:急性期,特别是 40 小时或 72 小时内给药显著起效。泛昔洛韦效果优于阿昔洛韦,但费用较昂贵。

方案 4　阿昔洛韦注射液　$\left.\begin{array}{l} 10\text{mg/kg(成人)} \\ 500\text{mg/m}^2\text{(儿童)} \end{array}\right\}$ 静脉滴注,3 次/天

0.9% 氯化钠注射液 250ml

适用范围:免疫力低下伴发眼部、耳部(Ramsay-Hunt)或中枢系统损害的患者,以及无法口服的患者。

注意事项:免疫力低下者,发生带状疱疹早期静脉给药,并根据中枢系统并发症严重程度,适当增加用药时间及剂量。

疗程:7~10 天。

评价:高效治疗方案,费用较低。

方案 5　泼尼松,40mg/d,口服,晨起顿服,第 1~7 天;20mg/d,第 8~14 天;10mg/d,第 15~21 天。

适用范围:眼带状疱疹或年龄较大的免疫正常的患者。

注意事项:不可单独应用,在抗病毒药物基础上,推荐早期联合使用。伴发恶性肿瘤或存在免疫缺陷的患者禁用。

疗程:21 天。

评价:应用糖皮质激素治疗带状疱疹仍然存在争议,临床观察效果不完全一致,

方案 6　双氢可待因-对乙酰氨基酚片 1~3 片/次,口服,最大量 8 片/日。

适用范围:急性期疼痛多为锐痛,选择短效镇痛药缓解症状。

注意事项:成分过敏者及呼吸抑制和有呼吸道梗阻性疾病的患者禁用。

疗程:两次服药间隔 24 天,至症状缓解。

评价:有效缓解急性期锐痛,费用低廉。

方案 7　莫匹罗星软膏,外用,局部涂于患处,开放或封包均可,3 次/日。

适用范围:可能会发生细菌感染的局部。

注意事项:外用避免进一步细菌感染,如有明确细菌感染者,需口服抗生素。疗程:连用 5 天或遵医嘱。

评价:有效预防感染,费用较低。

2.带状疱疹后遗神经痛

方案 1　对乙酰氨基酚片,1.5~5g/d,分 1~3 次口服。

适用范围:带状疱疹持续后遗神经痛(轻度疼痛)患者。

注意事项:根据疼痛程度递进选择药物,注意镇痛药成瘾性。

疗程:症状缓解后停药。

评价:疗效较为肯定,费用较低。

方案 2　对乙酰氨基酚片,1.5~5g/d+盐酸羟考酮控释片,5mg,口服。

适用范围:带状疱疹持续后遗神经痛(中度疼痛)患者。

注意事项:根据疼痛程度递进选择药物,注意镇痛药成瘾性。

疗程:症状缓解后停药。

评价:疗效较为肯定,费用较低。

方案 3　对乙酰氨基酚片,1.5~5g/d+盐酸曲马朵片,200~400mg/d,口服。

适用范围:带状疱疹持续后遗神经痛(中度疼痛)患者。

注意事项:根据疼痛程度递进选择药物,注意镇痛药成瘾性。

疗程:症状缓解后停药。

评价:疗效较为肯定,费用较低。

方案 4　对乙酰氨基酚片,1.5~5g/d+磷酸可待因片,120mg/d,口服。

适用范围:带状疱疹持续后遗神经痛(中度疼痛)患者。

注意事项:根据疼痛程度递进选择药物,注意镇痛药成瘾性。

疗程:症状缓解后停药。

评价:疗效较为肯定,费用较低。

方案 5　对乙酰氨基酚片,1.5~5g/d+吗啡片,30~360mg/d,口服。

适用范围:带状疱疹持续后遗神经痛(重度疼痛)患者。

注意事项:根据疼痛程度递进选择药物,注意镇痛药成瘾性。

疗程:症状缓解后停药。

评价:疗效较为肯定,费用较低。

方案 6　对乙酰氨基酚片,1.5~5g/d+盐酸丁丙诺啡片,1.5~1.6mg/d,口服。

适用范围:带状疱疹持续后遗神经痛(重度疼痛)患者。

注意事项:根据疼痛程度递进选择药物,注意镇痛药成瘾性。

疗程:症状缓解后停药。

评价:疗效较为肯定,费用较低。

方案 7　利多卡因软膏,适量外用,2~3 次/天。

适用范围:带状疱疹后遗神经痛患者。

注意事项:本品不宜大面积长期使用;避免接触眼睛和其他黏膜(如口、鼻等);用药部位如有烧灼感、红肿等情况应停药,并将局部药物洗净,必要时向医师咨询;对本品过敏者禁用,过敏体质者慎用。

疗程:症状缓解。

评价:有效治疗方案,费用低廉。

方案 8　盐酸利多卡因注射液神经阻滞,1‰溶液,30~300mg,局部注射,1 次/日。

适用范围:带状疱疹后遗神经痛口服或外用止痛剂无缓解的患者。

注意事项:不作为首选,疗效有待进一步观察。

疗程:遵医嘱。

评价:有效治疗方案。

四、疗效评价及随访

(一)治愈标准

疼痛消失、水疱干燥结痂、红斑消失即可判定临床治愈。

(二)好转标准

疼痛减轻,水疱干涸。

(三)随访观察

1.病情监测

该病为急性发作,病情是渐进性的,即使早期使用抗病毒药物也不能立即阻止其发展,控制时间在 3 天以内,然后进入稳定期、消退期,因此必需交代患者,如果病情持续发展,及时来医院就诊。

2.预防措施

避免过度劳累,避免接触初发水痘的儿童患者。

3.并发症

带状疱疹后遗神经痛:如果治疗不规范、延误治疗,特别中老年人,易发生带状疱疹后遗神经痛,治疗较为困难。

4.预后

终身免疫,但长期使用免疫抑制剂、恶性肿瘤患者可复发。

第三节　梅毒

一、概述

梅毒是由梅毒螺旋体(TP)所致的一种系统性性传播疾病,几乎可以侵犯全身各器官,临床表现复杂,极具迷惑性。梅毒通常是由性接触获得的,可经胎盘传给下一代而发生先天性梅毒。梅毒螺旋体对青霉素敏感,目前尚未发现耐药菌株。早期足量使用青霉素治疗梅毒,预后良好。

二、治疗

1.门诊治疗

早期成人梅毒和晚期良性梅毒患者临床症状轻,不影响生活与工作者,可采取门诊治疗。

2.住院治疗

心血管梅毒、神经梅毒、青霉素过敏者需要进行脱敏治疗的患者,可能危及患者生命安全,需住院治疗。

3.一般治疗

提倡乐观生活态度;保持健康生活方式,在临床治愈之前应避免性生活。

4.外科治疗

先天性梅毒合并有先天性心脏病患者,在有手术适应证且接受完善的驱梅治疗的情况下,可以接受外科治疗。

三、药物治疗

（一）药物治疗原则

注射青霉素是各期梅毒的首选治疗方案。可选青霉素制剂：苄星青霉素、普鲁卡因青霉素、水剂青霉素；剂量、疗程取决于疾病的分期和临床表现；不应将普鲁卡因青霉素和苄星青霉素联用；不应用口服青霉素治疗梅毒。

（二）药物选择

选择药物口服用药：四环素；多西环素；红霉素。肌内注射用药：苄星青霉素；普鲁卡因青霉素。静脉输液用药：注射用青霉素钠。

（三）梅毒复发的预防与治疗

（1）预防复发，早期、明确诊断，且早期足量使用敏感抗生素是关键。出现下列情况可判定复发或治疗失败：

1）确定梅毒分期，按推荐方案治疗后，RPR 滴度缓慢下降，6～12 个月内转阴。若症状、体征持续或复发，或 RPR 滴度出现 4 倍以上的增高，则认为治疗失败或再感染。

2）治疗后 3 个月内若未出现 RPR 滴度 4 倍以上下降，则认为治疗失败，应进行脑脊液检查，HIV 检测，或再次治疗。

（2）所有潜伏期梅毒患者均应评价有无晚期梅毒的可能，条件许可，患者同意的情况下，可以作 CSF 检查。治疗后 6、12 和 24 个月，作非螺旋体抗体定量检测，如滴度较上次升高 4 倍或最初高滴度在 24 个月内没有下降 4 倍；有梅毒进展的症状和体征，则应作 CSF 检查，同时予以复治。

（3）梅毒复发的治疗：早期梅毒复发治疗方案：可给予苄星青霉素 G240 万 U，分两次肌内注射，每周一次共三次。应以青霉素治疗为主，其他药物疗效很差。晚期梅毒和先天性梅毒复发治疗方案：根据梅毒分期，按推荐的治疗方案重复治疗一次。

（4）梅毒并发症治疗：抗梅毒治疗对已产生的组织损伤、破坏不能恢复；血清转阴困难；非螺旋体反应素持续阳性；症状或消失，或改善，或无改善，或加剧。树胶肿对青霉素的治疗反应良好。神经梅毒、心血管和眼梅毒在经过正规驱梅治疗后，并发症可转相应科室对症处理。

（四）梅毒及其并发症治疗处方举例

方案 1

> 注射用苄星青霉素粉针
> 灭菌注射用水适量 }240 万 U/次分两侧臀部肌注，1 次/周

适用范围：适用于早期梅毒和早期潜伏梅毒；成人晚期潜伏梅毒或未定期潜伏期梅毒、三期皮肤黏膜梅毒、骨梅毒及二期复发梅毒。

注意事项：每次注射前均须进行青霉素皮试，青霉素过敏者禁用。皮试可使用注射用青霉素 G。苄星青霉素注射疼痛明显、警惕晕针反应。该药为混悬液注射时防止针头堵塞。

疗程：共 2～3 周。

评价：简便经济；疗效确切。驱梅治疗对已产生的组织损伤、破坏不能恢复；血清转阴困

难;非螺旋体反应素持续阳性;症状或消失,或改善,或无改善,或加剧。

方案 2

注射用普鲁卡因青霉素 G 粉针
灭菌注射用水适量　} 80 万 U/次,肌注,1 次/日

适用范围:适用于早期梅毒(包括一期、二期及早期潜伏梅毒);成人晚期潜伏期梅毒或未定期潜伏期梅毒、三期皮肤黏膜梅毒、骨梅毒及二期复发梅毒。

疗程:早期梅毒和早期潜伏梅毒,连续 10～15 天;成人早期潜伏期梅毒、晚期潜伏期梅毒或未定期潜伏期梅毒、三期皮肤黏膜梅毒、骨梅毒及二期复发梅毒,连续 20 天。

注意事项:使用前须做过敏试验,青霉素过敏者禁用。

评价:简便经济;疗效确切。驱梅治疗对已产生的组织损伤、破坏不能恢复;血清转阴困难;非螺旋体反应素持续阳性;症状或消失,或改善,或无改善,或加剧。

方案 3 四环素片 0.5g/次,口服,4 次/日。

适用范围:仅适用于青霉素过敏者的非妊娠成人梅毒患者。

注意事项:仅适用于青霉素过敏者,妊娠期及儿童禁用。

疗程:早期梅毒连续 15 天;晚期梅毒连续 30 天。

评价:该方案在临床应用时应对患者进行密切随访。应以青霉素治疗为主,其他药物疗效很差。抗梅毒治疗对已产生的组织损伤、破坏不能恢复;血清转阴困难;非螺旋体反应素持续阳性;症状或消失,或改善,或无改善,或加剧。

方案 4 多西环素片 100mg/次,口服,2 次/日。

适用范围:适用于青霉素过敏者的非妊娠成人梅毒患者。

疗程:早期梅毒连续 15 天;晚期梅毒连续 30 天。

注意事项:仅适用于青霉素过敏者,妊娠期及儿童禁用。

评价:该方案在临床应用时应对患者进行密切随访。应以青霉素治疗为主,其他药物疗效很差。抗梅毒治疗对已产生的组织损伤、破坏不能恢复;血清转阴困难;非螺旋体反应素持续阳性;症状或消失,或改善,或无改善,或加剧。

方案 5 红霉素肠溶片 0.5g/次,口服,4 次/日。

适用范围:仅适用于早期梅毒且青霉素过敏者且没有四环素、多西环素,或对其过敏者。

疗程:早期梅毒连续 15 天;晚期梅毒连续 30 天。

注意事项:仅适用于青霉素过敏者,妊娠期及儿童禁用。

评价:该方案在临床应用时应对患者进行密切随访。应以青霉素治疗为主,其他药物疗效很差。抗梅毒治疗对已产生的组织损伤、破坏不能恢复;血清转阴困难;非螺旋体反应素持续阳性;症状或消失,或改善,或无改善,或加剧。

方案 6

注射用青霉素钠粉针剂
灭菌注射用水适量　} 10 万 U,肌注,1 次/日(首日)

＋

注射用青霉素钠粉针剂 ⎫
灭菌注射用水适量　　 ⎬ 10 万 U,肌注,2 次/日(次日)
　　　＋　　　　　　 ⎭

注射用青霉素钠粉针剂 ⎫
灭菌注射用水适量　　 ⎬ 20 万 U,肌注,2 次/日(第 3 日)
　　　＋　　　　　　 ⎭

普鲁卡因青霉素　　　 ⎫
灭菌注射用水适量　　 ⎬ 80 万 U,肌注,1 次/日(连续 15 天)

适用范围:心血管梅毒。

注意事项:应住院治疗。如有心力衰竭,应予以控制后再开始驱梅治疗。心血管梅毒不用苄星青霉素。为避免吉海反应,应从小量开始,在注射青霉素前 1 天开始口服'泼尼松,10mg,3 次/天,连服 3 天。需青霉素皮试。

疗程:18 天,共两个疗程,疗程间隔停药 2 周。必要时给多个疗程。

评价:应以青霉素治疗为主,其他药物疗效很差。晚期主动脉关闭不全症状很难改变。驱梅治疗后仅有 20%～30%血清阴转。有文献报道所有的心血管梅毒亦按神经梅毒的方案治疗。

方案 7

注射用青霉素钠粉针　　 ⎫
0.9%氯化钠溶液 250ml　 ⎬ 1800 万～2400 万 U/d,持续静滴,连续 10～14 天
　　　＋　　　　　　　　⎭

注射用苄星青霉素粉针　　肌内注射,240 万 U/周,1 次/周,共 3 周。

或:注射用青霉素钠粉针　 ⎫
0.9%氯化钠溶液 250ml　 ⎬ 300 万～400 万 U/次,静脉滴注,6 次/日,连续 10～14 天

　　＋注射用苄星青霉素粉针　　肌内注射,240 万 U/周,1 次/周,共 3 周。

适用范围:神经梅毒。

注意事项:苄星青霉素是在注射用青霉素钠使用 10～14 天后开始注射;为避免吉海反应,应在注射青霉素前 1 天开始口服泼尼松,10mg,2 次/日,连服 3 天。需青霉素皮试,青霉素过敏者,可在有抢救条件的环境中尝试脱敏治疗。

疗程:5 周。

评价:应以青霉素治疗为主,其他药物疗效很差。对青霉素过敏者,建议住院予脱敏用药。

方案 8

注射用青霉素钠粉针　　 ⎫
0.9%氯化钠溶液 100ml　 ⎬ 5 万 U/kg,静脉滴注,2 次/日

或:注射用普鲁卡因青霉素 G 粉针 ⎫
灭菌注射用水适量　　　　　　　 ⎬ 5 万 U/kg,肌肉注射,1 次/日

适用范围:适用于胎传梅毒。

注意事项：出生 7 天内的，5 万 U/kg，2 次/日；7 天龄后 3 次/日，至 10～14 天；青霉素过敏者禁用；若治疗间断 1 天以上，需重新开始整个疗程。

疗程：10 天。

评价：新生儿用青霉素驱梅治疗后，几乎 100％可以治愈，出生 6 个月以内的梅毒血清学试验可以转阴。出生 6 个月后才开始驱梅治疗的，其梅毒血清学试验转阴率明显降低。

四、疗效评价及随访

(一)治愈标准

1.早期梅毒

经规范使用抗生素后彻底清除体内螺旋体；症状和体征消失；血清中非螺旋体抗体滴度持续降低，6～12 个月内转阴，且随诊至治疗后 3 年仍呈阴性。

2.晚期良性梅毒和心血管梅毒

除树胶肿对青霉素反应良好外，其他已经产生的组织损伤、破坏一般不能恢复，血清学转阴困难，反应素持续阳性，临床症状可以消失、改善或无改善或加剧，但只要经过规范的青霉素驱梅治疗，有证据支持体内不存在梅毒螺旋体，即可认为梅毒临床治愈。其他症状按并发症处理。

3.神经梅毒

按推荐的治疗方案治疗，以后每隔 3～6 个月做一次脑脊液检查，直至细胞数恢复正常。临床可判为痊愈。

(二)好转标准

经过正规驱梅治疗，症状体征减轻或好转，血清反应素滴度下降，视为好转。

(三)随访观察

1.病情监测

按推荐治疗方案治疗后，患者血清滴度缓慢下降，6～12 个月内血清非螺旋体抗原试验阴性。应于治疗后 3 个月及 6 个月进行临床和血清学检查；当患者的症状和体征持续和复发，或当非螺旋体试验滴度出现 4 倍以上的增高时(相当于 2 个稀释度的增高，如果从 1：4 至 1：16，或从 1：8 至 1：32)应考虑治疗失败或再感染，对此应进行再治疗；早期梅毒患者接受治疗 3 个月后，若非螺旋体试验滴度未出现 4 倍以上的下降(相当于 2 个稀释度的下降，如未能从 1：16 降至 1：4，或从 1：32 降至 1：8)，则该患者可能属治疗失败，应进行临床和血清学随诊，HIV 检测，或脑脊液检查，或给予再次治疗。

2.预防复发的措施

梅毒是一种以性接触为主要传播途径的传染病，避免婚外性行为是预防梅毒的最主要预防手段。凡与梅毒患者(无论哪期)发生过性接触，都应该按下列建议进行临床和血清学检查：

(1)早期梅毒患者，在确诊前 90 天内的性伴，均可能会感染梅毒，尽管此时的血清学检查结果是阴性的，应该接受推断性的梅毒治疗。

(2)早期梅毒患者，在确诊前 90 天内的性伴，如果无法立即做血清学检查或不能保证进行随访，应该接受推断性的梅毒治疗。

（3）为了进行推断性治疗，对病期不明者，但非螺旋体抗体滴度很高（≥1∶32）的患者可以作为早期梅毒对待。但是血清学滴度不应在决定梅毒治疗时用来区分早期和晚期潜伏梅毒。

3.并发症

早期梅毒体内螺旋体较少，病变组织损害较轻，易于彻底杀灭螺旋体及修复组织，很少产生并发症。晚期梅毒可以累及全身各器官，对于经正规驱梅治疗后产生的严重器官损害可转入相应科室处理。

4.预后

血清学阴性的硬下疳期治愈率可达100%。早期梅毒体内螺旋体较少，病变组织损害较轻，易于彻底杀灭螺旋体及修复组织。给予充分的治疗，大约90%早期患者可以达到根治。硬下疳治愈率可以达到100%。晚期良性梅毒树胶肿预后良好，三期梅毒出现骨、关节、心血管及神经系统损害，预后较差。胎传梅毒经正规治疗，预后良好。

第四节　荨麻疹

一、概述

荨麻疹（urticaria）俗称"风疹块""风湿疙瘩"，是由于皮肤、黏膜小血管扩张及渗透性增加而出现的一种局限性水肿反应。临床上表现为风团，伴剧烈瘙痒，严重者可出现腹痛、腹泻、气促，甚至喉头水肿、过敏性休克等。荨麻疹是一种常见病，15%～20%的人一生中至少患过一次荨麻疹。风团如果持续发作超过6周以上者称为慢性荨麻疹。治疗原则为抗过敏和对症处理，病情严重，伴有休克、喉头水肿及呼吸困难者，应立即给予肾上腺素和糖皮质激素等进行抢救。

二、治疗

（一）康复措施

1.门诊治疗

患者症状较轻，不影响工作和学习者，可采取门诊治疗。

2.住院治疗

患者症状较重，出现呼吸道及消化道症状者，应住院治疗，伴有喉头水肿、呼吸困难、窒息和过敏性休克者，应立即给予急救。

（二）一般治疗

（1）提倡乐观的生活态度，保持健康的生活方式。

（2）避免精神紧张、过度劳累、情绪波动及剧烈运动。

（3）消除潜在病因包括控制感染及炎症性疾病（如幽门螺杆菌感染）、避免服用可疑药物。

（4）避免可能加重病情的因素如过热、过冷、压力、酒精、阿片制剂、非甾体消炎药、辛辣刺激性食品以及食物性变应原如鱼、虾、蟹、蛋、肉类等。食人性变应原包括食品添加剂、水杨酸以及含有芳香族物质的番茄、白酒和草药等。

（三）外科治疗

急性荨麻疹出现喉头水肿或窒息者，如果药物治疗无效时，可考虑气管插管或气管切开术。

（四）活动、饮食治疗

避免可能加重病情的因素如过热、过冷、剧烈活动。

（五）饮食

避免辛辣刺激性食品以及食物性变应原如鱼、虾、蟹、蛋、肉类等。食人性变应原包括食品添加剂、水杨酸以及含有芳香族物质的番茄、白酒和草药等。

三、药物治疗

（一）药物治疗原则

荨麻疹的药物治疗原则主要是抑制肥大细胞释放炎性介质。包括：

1.抗组胺治疗

主要是针对组胺 H_1 受体及针对迟发相的炎性介质及其受体的治疗。

2.稳定肥大细胞膜，抑制肥大细胞释放介质

针对组胺及 H_1 受体的第一代抗组胺药治疗荨麻疹的效果确切，但因其中枢镇静作用和抗胆碱能作用等不良反应而使其的应用受到限制，在注意禁忌证、不良反应及药物相互作用的前提下，仍可作为荨麻疹治疗的一种选择。第二代抗组胺药与 H_1 受体具有较强的亲和力和结合作用，中枢镇静作用轻或无，药物作用时间较长。并具有较好的安全性，可作为治疗荨麻疹的一线药物。此外，一些新型第二代抗组胺药还具有抗迟发相的炎性介质及其受体（如细胞因子和白三烯 B_4）的抗炎作用，但还缺少该方面的循证医学证据。对顽固性荨麻疹，可试用第一代抗组胺药与第二代抗组胺药联合，或 H_1 受体拮抗剂与 H_2 受体拮抗剂联合治疗。

稳定肥大细胞膜、抑制肥大细胞释放介质也是治疗荨麻疹的重要环节，但具有这些作用的药物很少，且缺少循证医学的证据。

（二）药物选择

1.抗组胺药

（1）第一代抗组胺药（H_1 受体拮抗剂）：盐酸苯海拉明、马来酸氯苯那敏、盐酸赛庚啶、羟嗪。

（2）第二代抗组胺药（H_1 受体拮抗剂）：咪唑斯汀、氯雷他定、地氯雷他定、西替利嗪、左西替利嗪、非索非那定、依巴斯汀、氮䓬斯汀、依匹斯汀。

2.肥大细胞膜稳定剂

富马酸酮替芬、色甘酸钠。

3.白三烯受体拮抗剂

孟鲁司特、扎鲁司特。

4.糖皮质激素泼

尼松、甲泼尼龙、地塞米松。

5.免疫抑制剂

氨甲蝶呤、硫唑嘌呤、环孢素。

6.其他

硫酸羟氯喹、氨苯砜、柳氮磺吡啶、山莨菪碱。

(三)荨麻疹复发的预防与治疗

1.生活调理

提倡乐观的生活态度,保持健康的生活方式,避免精神紧张、过度劳累、情绪波动及剧烈运动。

2.消除潜在病因

包括控制感染及炎症性疾病(如幽门螺杆菌感染)、避免服用可疑药物。

3.避免可能加重病情的因素

如过热、过冷、压力、酒精、阿片制剂、非甾体消炎药、辛辣刺激性食品以及食物性变应原如鱼、虾、蟹、蛋、肉类等。食入性变应原包括食品添加剂、水杨酸以及含有芳香族物质的番茄、白酒和草药等。

4.荨麻疹复发的治疗

荨麻疹复发的治疗与荨麻疹的治疗原则相同,包括使用抗组胺药、肥大细胞膜稳定剂等。

(四)荨麻疹并发症的治疗

伴有呼吸困难、剧烈腹痛、喉头水肿,过敏性休克的患者,应立刻给予 0.1％肾上腺素急救,维持血压及呼吸道通畅,密切观察患者体温、脉搏、呼吸、血压、尿量及其他临床变化。上述处理无效,出现窒息者,立即行气管插管或气管切开术。

荨麻疹并发症的治疗:伴有呼吸困难、剧烈腹痛、喉头水肿,过敏性休克的患者,应立刻给予下列措施进行急救:

(1)0.1％肾上腺素 0.5ml 皮下或肌内注射,必要时 15 分钟后重复 1 次。

(2)地塞米松 10～20mg,或氢化可的松 200～400mg,加入 5％或 10％葡萄糖液 500ml 中静脉滴注。

(3)伴有呼吸困难者:氨茶碱 o.25g,加入 25％葡萄糖液 20ml 中缓慢静注;吸氧。

(4)维持血压:血压下降的患者,给予多巴胺 20～40mg,加入氯化钠注射液或 5％葡萄糖注射液 250ml 中静脉滴注。

(5)上述处理无效,出现窒息者:气管插管或气管切开术。

(6)密切观察患者体温、脉搏、呼吸、血压、尿量及其他临床变化。

(五)荨麻疹及其并发症治疗处方举例

1.荨麻疹治疗方案

(1)急性荨麻疹治疗方案

方案 1 咪唑斯汀缓释片,成人 10mg,口服,1 次/日。

适用范围:适用于成人及 12 岁以上儿童。

注意事项:严重的心脏病或有心律失常患者(特别是 QT 间期延长)禁用。

疗程:1周。

评价:一线治疗,起效快,药效持续时间长。

方案 2　西替利嗪片,成人 10mg,1 次/日;6～12 岁儿童,10mg,1 次/日或 5mg,2 次/日;2～6 岁儿童,5mg,1 次/日或 2.5mg,2 次/日。

适用范围:适用于成人和 2 岁以上儿童。

注意事项:妊娠头 3 个月及哺乳期妇女不推荐使用,服药期间不得驾驶飞机、车、船,从事高空作业、机械作业。

疗程:1周。

评价:无。

(2)慢性荨麻疹治疗方案

方案 1　氯雷他定片,成人及 12 岁以上儿童,10mg,口服,1 次/日。

适用范围:成人及 12 岁以上儿童。

注意事项:严重肝功能不全的患者及妊娠期及哺乳期妇女慎用。

疗程:1个月。

评价:一线治疗,安全性好,经济。

方案 2　依巴斯汀片,成人 10mg,口服,1 次/日;
　　　　　+富马酸酮替芬片,成人 1mg,口服,2 次/日。

适用范围:对一线药物治疗无效者。

注意事项:服药期间不得驾驶飞机、车、船,从事高空作业、机械作业。

疗程:1个月。

评价:二线治疗,安全性好,经济。

方案 3　咪唑斯汀缓释片,成人 10mg,口服,1 次/日;
　　　　　+孟鲁司特钠片,15 岁以上:10mg/d;6～14 岁:5mg/d;2～5 岁:4mg/d。

适用范围:对上述治疗无效者。

注意事项:注意咪唑斯汀对心脏的影响。

疗程:1个月。

评价:较强的抗炎、抗过敏作用。

(3)寒冷性荨麻疹治疗方案

方案 1　氯雷他定片,成人及 12 岁以上儿童,10mg,口服,1 次/日。

适用范围:成人及 12 岁以上儿童。

注意事项:严重肝功能不全的患者及妊娠期及哺乳期妇女慎用。

疗程:1个月。

评价:一线治疗,安全性好,经济。

方案 2　依巴斯汀片,成人 10mg,口服,1 次/日;
　　　　　+富马酸酮替芬片,成人 1mg,口服,2 次/日。

适用范围:对一线药物治疗无效者。

注意事项:服药期间不得驾驶飞机、车、船,从事高空作业、机械作业。

疗程:1个月。

评价:二线治疗,安全性好,经济。

(4)迟发性压力性荨麻疹治疗方案

方案 1　咪唑斯汀片,成人 10mg,口服,1 次/日。

适用范围:适用于成人及 12 岁以上儿童。

注意事项:严重的心脏病或有心律失常患者(特别是 QT 间期延长)禁用。

疗程:1 个月。

评价:一线治疗,起效快,药效持续时间长。

方案 2　西替利嗪片,成人,10mg,口服,1 次/日;
　　　　　＋孟鲁司特钠片,15 岁以上:10mg/d;6～l4 岁:5mg/d;2～5 岁:4mg/d。

适用范围:一线治疗无效者。

注意事项:妊娠头 3 个月及哺乳期妇女不推荐使用,服药期间不得驾驶飞机、车、船、从事高空作业、机械作业。

疗程:1 个月。

评价:二线治疗。

(5)热荨麻疹治疗方案

方案　氯雷他定片,成人及 12 岁以上儿童,10mg,口服,1 次/日;
　　　　＋马来酸氯苯那敏片,成人 4～8mg,口服,3 次/日。

适用范围:成人及 12 岁以上儿童。

注意事项:服药期间不得驾驶飞机、车、船、从事高空作业、机械作业。

疗程:1 个月。

评价:第一代和第二代 H_1 受体拮抗剂联合应用可增强疗效。

(6)日光性荨麻疹治疗方案

方案 1　氯雷他定片,成人及 12 岁以上儿童,10mg,口服,1 次/日。

适用范围:成人及 12 岁以上儿童。

注意事项:严重肝功能不全的患者及妊娠期及哺乳期妇女慎用。

疗程:1 个月。评价:一线治疗,安全性好,经济。

方案 2　依巴斯汀片,成人 10mg,口服,1 次/日;
　　　　　硫酸羟氯喹片,成人 100～200mg,口服,2 次/日。

适用范围:一线治疗无效者。

注意事项:硫酸羟氯喹可引起视网膜病变。

疗程:1 个月。

评价:二线治疗。

(7)人工荨麻疹/皮肤划痕症治疗方案

方案 1　咪唑斯汀片,成人 10mg,口服,1 次/日。适用范围:适用于成人及 12 岁以上儿童。

注意事项:严重的心脏病或有心律失常患者(特别是 QT 间期延长)禁用。

疗程:1 个月。

评价:一线治疗,起效快,药效持续时间长。

方案 2　依巴斯汀片,成人 10mg,口服,1 次/日;

　　　　　　＋富马酸酮替芬片，成人 1mg，口服，2 次/日。

适用范围：对一线药物治疗无效者。

注意事项：服药期间不得驾驶飞机、车、船，从事高空作业、机械作业。

疗程：1 个月。

评价：二线治疗，安全性好，经济。

(8)运动诱导性荨麻疹治疗方案

方案 1　氯雷他定片，成人及 12 岁以上儿童，10mg，口服，1 次/日。

适用范围：成人及 12 岁以上儿童。

注意事项：严重肝功能不全的患者及妊娠期及哺乳期妇女慎用。

疗程：1 个月。

评价：一线治疗，安全性好，经济。

方案 2　咪唑斯汀片，成人 10mg，口服，1 次/日；
　　　　　　＋孟鲁司特钠片，15 岁以上：10mg/d；6～14 岁：5mg/d；2～5 岁：4mg/d。

适用范围：对上述治疗无效者。

注意事项：注意咪唑斯汀对心脏的影响。

疗程：1 个月。

评价：较强的消炎、抗过敏作用。

(9)自身免疫性荨麻疹治疗方案

方案 1　依巴斯汀片，成人 10mg，口服，1 次/日；
　　　　　　＋硫酸羟氯喹片，成人 100～200mg，口服，2 次/日。

适用范围：一线治疗。

注意事项：硫酸羟氯喹可引起视网膜病变。

疗程：1 个月。

评价：一线治疗。

方案 2　西替利嗪片，成人 10mg，口服，1 次/日；
　　　　　　＋泼尼松片，25mg/d，口服，7～14 天后渐减为 2.5mg/d，连服 6 周。

适用范围：一线治疗无效者。

注意事项：注意糖皮质激素的副作用。

疗程：1 个月。

评价：二线治疗。

方案 3　咪唑斯汀片，成人 10mg，口服，1 次/日；
　　　　　　＋环孢素胶囊，100mg，口服，2 次/日。

适用范围：上述治疗无效者。

注意事项：注意免疫抑制剂的副作用。

疗程：1 个月。

评价：三线治疗。

(10)水源性荨麻疹的治疗方案

方案　咪唑斯汀片，成人 10mg，口服，1 次/日。

适用范围：一线治疗。

注意事项：严重的心脏病或有心律失常患者(特别是 QT 间期延长)禁用。

疗程：1个月。

评价：一线治疗，起效快，药效持续时间长。

(11)胆碱能性荨麻疹的治疗方案

方案1　富马酸酮替芬片，成人 1mg，口服，2 次/日。

适用范围：一线治疗。

注意事项：服药期间不得驾驶飞机、车、船，从事高空作业、机械作业。

疗程：1个月。评价：一线治疗，安全性好，经济。

方案2　富马酸酮替芬片，成人 1mg，口服，2 次/日；

　　　　　＋山莨菪碱片，10mg，口服，2 次/日。

适用范围：对单独用酮替芬无效者。

注意事项：服药期间不得驾驶飞机、车、船，从事高空作业、机械作业。

疗程：1个月。

评价：一线治疗，安全性好，经济。

(12)接触性荨麻疹的治疗方案

方案　氯雷他定片，成人及 12 岁以上儿童：10mg，口服，1 次/日。

适用范围：成人及 12 岁以上儿童。

注意事项：严重肝功能不全的患者及妊娠期及哺乳期妇女慎用。

疗程：1个月。

评价：一线治疗，安全性好，经济。

2.荨麻疹并发症治疗方案

方案1　甲泼尼龙 40～80mg，静脉输注，1 次/日。

适用范围：荨麻疹伴轻度胸闷、呼吸困难、腹痛或口舌水肿者。

注意事项：注意糖皮质激素的副作用如电解质紊乱、胃肠道出血及溃疡等。

疗程：无统一疗程，症状控制后可停用。

评价：能有效治疗荨麻疹的轻症并发症。

方案2　0.1％肾上腺素 0.5ml 皮下或肌内注射，必要时 15 分钟后重复 1 次；

　　　　　地塞米松 10～20mg，静脉注射；

　　　　　氨茶碱 0.25，加入 25％葡萄糖液 20ml 中缓慢静注。

适用范围：荨麻疹伴严重呼吸困难、剧烈腹痛、喉头水肿甚至窒息、过敏性休克的患者。

注意事项：对高血压病、缺血性心脏病、脑血管病及糖尿病患者应慎用。

疗程：无统一疗程，症状控制后可停用。

评价：处理荨麻疹伴重症并发症的首选措施。

四、疗效评价及随访

(一)治愈标准

1.症状消失

瘙痒、烧灼或刺痛等症状消失。

2.皮疹消退

风团、红斑、水肿等皮疹消失。

3.其他

皮肤划痕试验阴性。

(二)好转标准

1.症状明显改善

瘙痒、烧灼或刺痛等症状明显缓解,但偶尔可出现较轻的症状。

2.皮疹明显减轻

风团、红斑、水肿的发作频率、皮疹的数量、大小均显著减轻。

3.其他

皮肤划痕试验阴性或弱阳性。

(三)随访观察

1.病情监测

(1)病情稳定后,每1~2个月随访一次,坚持6个月。

(2)门诊了解患者的症状缓解、皮疹消退、是否伴发呼吸道和消化道症状及药物不良反应的发生情况。

(3)评估生活质量,包括工作和学习情况。

2.预防复发的措施

(1)提倡乐观的生活态度,保持健康的生活方式。

(2)避免精神紧张、过度劳累、情绪波动及剧烈运动。

(3)消除潜在病因:包括控制感染及炎症性疾病(如幽门螺杆菌感染、自身免疫性疾病如系统性红斑狼疮、类风湿关节炎、甲状腺疾病等)、避免服用可疑药物。

(4)避免可能加重病情的因素如过热、过冷、紫外线照射、精神压力、酒精、阿片制剂、非甾体消炎药、辛辣刺激性食品以及食物性变应原如鱼、虾、蟹、蛋、肉类等。

(5)食入性变应原包括食品添加剂、水杨酸以及含有芳香族物质的番茄、白酒和草药等。

3.并发症

过敏性休克、喉头水肿。

(四)预后

大部分患者预后良好,但病因不明确者可能病程迁延数月至数年。如发生严重喉头水肿和过敏性休克,需急救,有可能发生死亡。

参 考 文 献

[1]姜远英.临床药物治疗学.北京:人民卫生出版社,2007.

[2]李俊.临床药理学.北京:人民卫生出版社,2008.

[3]周建平,霍美蓉.现代药剂学研究新进展.中国药科大学学报,2007.

[4]迟家敏,汪耀,周迎生.实用糖尿病学.北京:人民卫生出版社,2009.

[5]郭立新,李玉珍.糖尿病.北京:人民卫生出版社,2011.

[6]张石革.药学监扩临床用药安全指南.北京:北京科学技术出版社,2012.

[7]王学美.血脂异常的中西医结合诊疗.北京:中国医药科技出版社,2010.

[8]钟毅,刘挺榕,刘爱华,等.联合应用降脂药物的研究发展.心血管病学进展,2011,32(2):216—219.

[9]金有豫,高润霖.中国国家处方集.北京:人民军医出版社,2010.